AIDE-MÉMOIRE

ET

FORMULAIRE

DU

MÉDECIN PRATICIEN

DU MÊME AUTEUR

ÉTUDE D'HYGIÈNE. — DES LIQUIDES EMPLOYÉS DANS L'ÉCLAIRAGE ARTIFICIEL, 1864.

INFLUENCE SUR LA SANTÉ PUBLIQUE DE LA FABRICATION DE L'ANILINE ET DES PRODUITS QUI EN DÉRIVENT (Ouvrage couronné par la Société de médecine de Lyon, 1867).

RAPPORT GÉNÉRAL SUR LES CRÈCHES DU DÉPARTEMENT DE LA SEINE, 1873.

DES BOYAUX DITS PRÉSERVATIFS, DE LEUR FABRICATION ET DE LEUR INFLUENCE SUR LE DÉVELOPPEMENT DE LA MALADIE VÉNÉRIENNE (en collaboration avec le docteur E. Bertherand [d'Alger], 1877).

DES SOINS GÉNÉRAUX A DONNER AUX MALADES (Leçons publiées dans le *Manuel des garde-malades et ambulancières*, 1879).

BIOGRAPHIE ET BIBLIOGRAPHIE DES MEMBRES DU CONSEIL D'HYGIÈNE PUBLIQUE ET DE SALUBRITÉ DE LA SEINE, depuis sa fondation.

TRAITÉ D'HYGIÈNE ET DE PATHOLOGIE PROFESSIONNELLES (paraît par monographies).

DES APPLICATIONS NOUVELLES A LA THÉRAPEUTIQUE, pendant l'année 1883.

TRAITÉ ÉLÉMENTAIRE D'HYGIÈNE, à l'usage des écoles, lycées, collèges, écoles normales primaires et des élèves qui préparent leur examen du brevet supérieur (en collaboration avec le docteur E. Michel). Ouvrage couronné par la Société pour l'instruction élémentaire (médaille d'argent) et adopté pour les Bibliothèques municipales. 2e édition, 1884.

BOURLOTON. — Imprimeries réunies, B.

AIDE-MÉMOIRE

ET

FORMULAIRE

DU

MÉDECIN PRATICIEN

PAR

LE Dr LÉON DUCHESNE
Ancien interne des hôpitaux de Paris,
Membre de la Société de thérapeutique,
De la Société de médecine pratique de Paris, etc., etc.

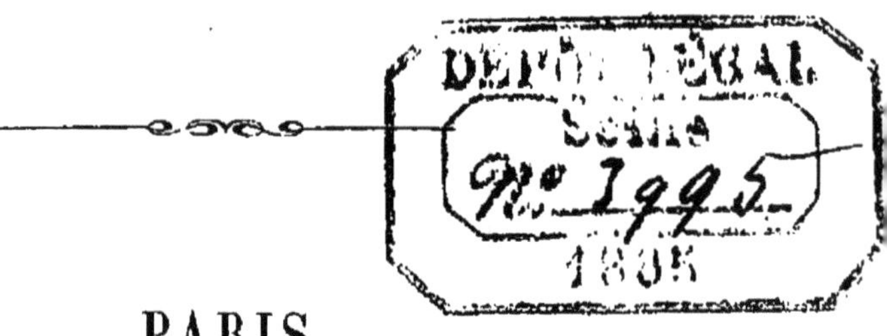

PARIS
OCTAVE DOIN, ÉDITEUR
8, PLACE DE L'ODÉON, 8
1885

PRÉFACE

En publiant ce *Formulaire*, j'ai pensé qu'il pourrait être surtout utile aux médecins qui, retenus par les exigences de leur fatigante et pénible profession, n'ont pas toujours le temps de parcourir les journaux, et la facilité de se tenir au courant des progrès de la thérapeutique.

C'est dans ce but que j'ai réuni en un volume les formules qui m'ont paru les meilleures, et que j'ai empruntées aux professeurs, aux agrégés, aux médecins et chirurgiens des hôpitaux et à quelques spécialistes distingués.

J'ai fait précéder chaque maladie d'un résumé des principaux symptômes, de sorte que le lecteur a en peu de lignes la symptomatologie et le traitement de chaque maladie. J'ai en outre reproduit, en le modifiant et en le complétant, le tableau des gouttes pour un gramme, et celui des doses maxima, qui existent dans le savant *Traité de thérapeutique et de matière médicale* de Trousseau et Pidoux.

Puisse ce modeste ouvrage être utile aux praticiens à qui je le destine plus spécialement.

Dr LÉON DUCHESNE.

ÉVALUATION EN POIDS

DES CUILLERÉES, VERRÉES, POIGNÉES

PINCÉES (ETC.)

POUR LES SUBSTANCES SUIVANTES :

Une cuillerée à café d'eau commune équivalant à...........................	5 gr.
Une cuillerée à café d'eau distillée à.....	4gr,50
Une cuillerée à dessert d'eau commune à.	15 gr.
Une cuillerée ordinaire d'eau commune à.	20
Une cuillerée d'eau distillée à.........	19 —
Une cuillerée à café de sirop froid (à 35° B) à.................................	6 —
Une cuillerée ordinaire de sirop froid (à 35° B) à............................	25 —
Une verrée équivalant à huit cuillerées ordinaires ou........................	160 —
Une tasse équivalant à peu près à.......	200 —
Un bol à deux tasses ou à..............	400 —
Une poignée de feuilles ou de racines à..	40 —
Une poignée de semences de....... 70 à	80 —
Une pincée de feuilles équivalant à......	5 —
Une pincée de fleurs équivalant à........	2 —

TABLEAU DU NOMBRE DE GOUTTES

POUR UN GRAMME DES LIQUIDES
LE PLUS HABITUELLEMENT EMPLOYÉS EN MÉDECINE

NOMS DES LIQUIDES TEMPÉRATURE + 15°	NOMBRE DE GOUTTES p. 1 gramme.
Eau distillée pure	20
— de fleurs d'oranger	26
— de laurier-cerise	20
— de Rabel	55
Solution de nitrate d'argent, parties égales	21
Solution de nitrate d'argent, au quart	20
Solution de nitrate d'argent, au huitième	19
Chloroforme	58
Éther sulfurique	83
— acétique	38
Laudanum de Rousseau	32
— de Sydenham	37
Alcoolature d'aconit	53
Liqueur de Fowler	23
— de Van Swieten	29
Sirop à 35 degrés	19

TABLEAU DES DOSES MAXIMA

DES MÉDICAMENTS ACTIFS, POUR LES ADULTES, QUE LE MÉDECIN NE DOIT PAS DÉPASSER, POUR L'USAGE INTERNE, SANS INDICATION SPÉCIALE.

Doses pour enfants de 10 ans... Moitié de celle des adultes.
— de 5 ans.... 1/4 de dose
— de 2 ans 1/2 1/8 —

USAGE INTERNE DES MÉDICAMENTS ACTIFS.	DOSES MAXIMA POUR ADULTES.	
	pour une prise.	par jour 24 heures.
Acétate de cuivre......	0.10	0.40
— de plomb......	0.10	0.40
Acide arsénieux........	0.005	0.01
— cyanhydrique médicinal..............	0.05	0.20
Acide oxalique.........	0.30	1.00
— phosphorique....	1.00	5.00
Aconit, feuilles pulvérisées...............	0.25	1.00

USAGE INTERNE DES MÉDICAMENTS ACTIFS.	DOSES MAXIMA POUR ADULTES.	
	pour une prise.	par jour 24 heures.
Aconitine cristallisée[1]..	1/4 milligr.	3/4
— (azotate d'..)	1/4 milligr.	3/4
Antipyrine.............	0.50	5.00
Arséniates alcalins.....	0.005	0.02
— de fer.......	0.005	0.02
Arsénites (doses des arséniates)............	»	»
Atropine et ses sels....	0.001	0.004
Belladone, feuilles pulvérisées............	0.20	0.60
Belladone, racine pulvérisée...............	0.15	0.50
Bichlorure de mercure (sublimé corrosif)....	0.03	0.08
Brucine..............	0.01	0.03
Calomel.......	0.05	1.00
Camphre..............	0.20	1.00
Cannabine (tannate de).	0.10	1.30

1. L'aconitine de Duquesnel, bien plus active que l'aconitine amorphe, étant la seule adoptée par le Codex est la seule aussi que les pharmaciens doivent désormais donner quand l'aconitine figurera dans une ordonnance. Or, on ne devra, ainsi que l'indique le tableau, prescrire, au début, plus d'un quart de milligramme de cette substance.

USAGE INTERNE DES MÉDICAMENTS ACTIFS	DOSES MAXIMA POUR ADULTES.	
	pour une prise.	par jour 24 heures.
Cantharides............	0.06	0.25
Chloroforme............	10 gouttes.	4.00
Ciguë, feuilles pulvéririsées...............	0.30	2.00
Ciguë, semences pulvésées................	0.20	1.00
Cocaïne (chlorhydrate de)		
Codéine..............	0.025	0.05
Coloquinte...	0.01	0.15
Conicine ou cicutine....	0.10	0.50
— bromhydrate..	0.0005	0.002
Cotoïne................	0.001	0.005
Coumarine............	0.05	0.50
Cyanure de potassium..	0.01	0.04
Digitaline amorphe.....	0.002	0.008
— cristallisée...	0.0005	0.002
Digitale, feuilles pulvérisées...............	0.25	0.50
Digitale en infusion....	0.25	0.50
Eau de laurier-cerise...	4.00	12.00
Ellébore blanc, racine pulvérisée...........	0.30	1.20
Ellébore noir..........	0.30	1.20
Ergotinine............	1/4 milligr.	2 milligr.
Évonymine............	0.05	0.20

USAGE INTERNE DES MÉDICAMENTS ACTIFS.	DOSES MAXIMA POUR ADULTES.	
	pour une prise.	par jour 24 heures.
Extrait alcoolique d'aconit	0.05	0.20
Extrait alcoolique de belladone	0.05	0.20
Extrait alcoolique de cantharides	0.02	0.06
Extrait alcoolique de colchique	0.10	0.40
Extrait alcoolique de coloquinte	0.05	0.40
Extrait alcoolique de noix vomique	0.06	0.25
Extrait aqueux d'aconit	0.20	0.80
— de belladone	0.12	0.36
Extrait aqueux de ciguë	0.20	1.20
— de digitale	0.20	0.80
Extrait aqueux de jusquiame	0.20	1.00
Extrait aqueux de nicotiane	0.15	0.60
Extrait aqueux d'opium	0.10	0.40
— de stramonium	0.10	0.40

USAGE INTERNE DES MÉDICAMENTS ACTIFS.	DOSES MAXIMA POUR ADULTES.	
	pour une prise.	par jour 24 heures.
Fève de Saint-Ignace pulvérisée...........	0.10	0.50
Gouttes amères de Baumé.................	4 gouttes.	10 gouttes
Gouttes noires (Black drops)...............	2 gouttes.	10 gouttes
Huile de croton........	1 goutte.	4 gouttes
Hyoscyamine amorphe..	0.001	0.003
Iodoforme.............	0.10	0.40
Iodure de mercure (deuto)	0.03	0.10
— (proto).	0.06	0.40
Ipécacuanha pulvérisé..	1.50	4.00
Jaborandi.............	0 80	3.20
Jalap pulvérisé.........	1.00	4.00
— résine...........	0.40	0.80
Jusquiame, feuilles pulvérisées.............	0.30	2.00
Jusquiame, semences...	0.25	1.00
Kairine (chlorhydrate de)	0.50	»
Laudanum de Rousseau.	0.25	2.00
— de Sydenham.	0.60	4.00
Liqueur de Fowler.....	0.25	0.50
— de Pearson.....	0.50	5.00
Morphine et ses sels....	0.03	0.09
Narcéine..............	0.02	0.06

USAGE INTERNE DES MÉDICAMENTS ACTIFS.	DOSES MAXIMA POUR ADULTES.	
	pour une prise.	par jour 24 heures.
Nitrate d'argent........	0.05	0.20
Noix vomique pulvérisée.	0.12	0.50
Opium brut pulvérisé...	0.12	0.40
Oxalate de potasse.....	0.50	1.50
Paraldéhyde...........	1.00	3.00
Pelletiérine............	0.30	0.50
Phosphore.............	0.015	0.05
Picrotoxine............	0.001	0.003
Podophylline...........	0.05	0.10
Poudre de Dower......	1.35	4.00
Quassine amorphe......	0.025	0.10
— cristallisée....	0.01	0.03
Résorcine.............	0.30	5.00
Santonine.............	0.10	0.40
Scammonée............	1.00	2.50
Seigle ergoté..........	0.65	2.60
Stramonium, feuilles....	0.25	1.00
Strychnine............	0.001	0.02
Sulfate de cuivre.......	0.10	0.40
— (sous-) de mercure (turbith minéral).....	0.05	0.10
Sulfate de zinc.........	0.10	0.57
Tartre stibié...........	0.05	1.00
Teinture d'aconit.......	1.00	4.00

USAGE INTERNE DES MÉDICAMENTS ACTIFS.	DOSES MAXIMA POUR ADULTES. pour une prise.	par jour 24 heures.
Teinture d'anémone pulsatille...............	1.00	4.00
Teinture de belladone..	0.50	1.60
— de cantharides.	0.65	2.60
— de ciguë......	1.00	4.00
— de semences de colchique.........	1.00	4.00
Teinture de coloquinte.	1.00	4.00
— de digitale....	1.00	4.00
— d'iode........	0.30	1.20
— de noix vomique.................	0.60	2.00
Teinture d'opium (extrait)	0.50	1.50
— de stramonium.	0.65	2.00
Terpine...............	0.10	0.50
Terpinol..............	0.10	1.00
Thalline...............	0.20	0.75
Vératrine..............	0.005	0.03

AIDE-MÉMOIRE

ET

FORMULAIRE

DU

MÉDECIN PRATICIEN

ACNÉ

SYMPTOMES PRINCIPAUX

Petites pustules enflammées, suppurées à leur sommet; siégeant à la face, ou au dos, et aux membres; ayant une durée généralement assez courte, du moins en considérant l'existence de chaque pustule prise isolément; se transformant, lorsqu'elles passent à l'état chronique, en tubercules peu volumineux, à peine indurés, qui eux-mêmes laissent à leur place de petites cicatrices blanchâtres, lenticulaires, un peu saillantes.

Le professeur Hardy en distingue quatre variétés :

Acne simplex, *acne indurata*, *acne rosacœa*, *acne sebacœa*.

TRAITEMENT

Traitement du professeur Hardy

Acne simplex. — Lotions émollientes, bains simples, laxatifs légers et répétés. Si la maladie est très intense, saignées locales, ventouses à la nuque chez les hommes ; sangsues derrière les oreilles chez les femmes. Médication emménagogue appropriée aux indications, si la maladie est liée à l'aménorrhée ou à la dysménorrhée. Vers la fin, et si l'éruption est rebelle, sans acuité, lotions légèrement astringentes et pommade un peu stimulante avec le calomel à petite dose. Lotions ou douches sulfureuses, douches de vapeur.

Acne indurata. — Moyens émollients et antiphlogistiques d'abord, comme dans la forme précédente, puis pour résoudre l'induration, lotions d'infusion de sauge, de lavande, de roses rouges, animées d'alcool, en proportions qui varient avec le degré d'acuité de l'éruption.

Lotions avec une solution de sublimé : 25 à 30 centigrammes pour 250 grammes d'eau, avec 30 grammes d'alcool. Frictions avec la pommade de protonitrate de mercure 1 gramme; camphre 1 gramme; axonge 30 grammes ; ou de 1 à 4 grammes de protochlorure ammoniacal de mercure, et si les bases indurées sont très considérables et très rebelles, l'iodure de soufre de 1 à 4 grammes dans 30 grammes d'axonge.

Bains et douches de vapeur de 15 minutes de durée sur l'éruption ; bains et douches sulfureux, eaux de Barèges, d'Enghien, d'Aix-en-Savoie, de Cauterets, mais seulement si la maladie n'est pas liée à un état du foie et des entrailles ; on l'a vue, dans ces cas, s'aggraver sous l'influence de ces eaux. Purgatifs comme adjuvants.

Acne rosacœa. — Même ordre de moyens : purgatifs habituels et répétés, régime très rigoureux, emménagogues selon l'indication ; douches de vapeur, douches sulfureuses; pédiluves avec l'acide chlorhydrique ; absence des lieux chauds; éviter le soleil et les occupations qui nécessitent une position inclinée de la tête et une attention trop soutenue ; s'abstenir de vin, de café, de thé.

Acne sebacœa. — Laxatifs répétés, bains tièdes, évacuations sanguines locales. Douches de vapeur, en ayant soin d'enlever avant la douche les furfures sébacées, à l'aide d'une spatule d'ivoire. Lotions astringentes avec le jus de citron étendu, l'alun à doses modérées. Lotions et douches sulfureuses ou légèrement alcalines, ou encore ammoniacales. Eaux minérales alcalines de Wiesbaden, Marienbad, Calrsbad, etc. Les eaux sulfureuses doivent être employées avec ménagement.

ADÉNITE

SYMPTOMES PRINCIPAUX

a. *Adénite aiguë.* — Tumeurs multiples à consistance ferme, peu adhérentes à la peau et aux parties voisines. Douleur faible d'abord, puis graduellement plus vive, et enfin lancinante quand l'engorgement devient considérable. Alors la région est rouge, chaude, tendue, la fluctuation devient manifeste et le pus fait issue au dehors, puis la sérosité fait place au pus et la cicatrisation s'opère lentement.

b. *Adénite chronique.* Tuméfaction des ganglions : engorgement dur, peu ou point douloureux, se montrant simultanément dans plusieurs régions. Ils peuvent être réunis ensemble et occasionner une compression à la trachée, au larynx, à l'œsophage.

TRAITEMENT

Pilules contre l'adénite simple chronique (Dr Audhoui)

Poudre d'éponges torréfiées...	10	grammes.
Savon médicinal.............	5	—
Miel de Narbonne.............		Q. S.

Faites 100 pilules que vous argenterez.

Trois de ces pilules par jour, une matin, midi et soir, et l'on augmente progressivement jusqu'à neuf par jour. On donne en outre au repas de midi ou du soir, quinze gouttes de teinture de Mars tartarisée, dans un peu de de bouillon ou d'eau. Appliquez enfin sur les glandes tuméfiées un écusson d'emplâtre des quatre fondants.

Pommade résolutive (Dr N. Gueneau de Mussy)

Chlorhydrate d'ammoniaque....	2	grammes.
Camphre....................	1	—
Axonge.....................	30	—

Mêlez.

Onctions matin et soir sur les ganglions enflammés dans les cas d'adénite subaiguë. Cataplasmes émollients : bains.

Pommade fondante (Dr Hervez de Chégoin)

Iodure de potassium..........	2	grammes.
Extrait de belladone..........	50	centigr.
Axonge.....................	30	grammes.

Mêlez. Pour une pommade recommandée contre les engorgements douloureux des glandes et des ganglions.

Pommade fondante (Dr Bazin)

Iodure de plomb..............	7	grammes.
Extrait de ciguë..............	7	—
Axonge.....................	60	—

Mêlez : pour une pommade avec laquelle on oindra matin et soir les ganglions engorgés et douloureux.

ALBUMINURIE

SYMPTOMES PRINCIPAUX

Douleur lombaire, percussion peu douloureuse. Urines écumeuses moins abondantes, rougeâtres ou brun foncé, ou couleur de vin blanc, incolores. Elles contiennent une grande quantité d'albumine qui se reconnaît au moyen de l'acide nitrique ou de l'ébullition. Fièvre plus ou moins vive. Œdème se bornant tantôt à la face, tantôt envahissant plusieurs autres parties du corps. Épanchement de sérosité dans les plèvres, le péritoine, les ventricules cérébraux.

TRAITEMENT

Médication lactée. Hydrothérapie. Inhalations d'oxygène.

Le professeur Sée prescrit trois ou quatre

litres de lait écrémé et non bouilli à prendre dans les vingt-quatre heures, et il fait continuer cette cure pendant des mois et même des années. Il administre en outre, suivant les cas, de l'iodure de potassium, du tartrate de potasse et de fer, ou des préparations de tannin.

Potion contre l'albuminurie scarlatineuse (Dr H. Roger)

Acide tannique..............	20 centigr.
Alcoolature d'aconit.........	10 gouttes.
Julep gommeux..............	100 grammes.

F. S. A. une potion à donner par cuillerées à dessert de deux heures en deux heures.

Pour boisson, de l'eau légèrement nitrée, édulcorée avec une cuillerée à dessert par tasse, du sirop suivant :

Oxymel scillitique.............	15 grammes.
Sirop de digitale..............	20 —

Mêlez.

M. Hoffmann expose comme il suit le procédé suivant, dû à un pharmacien de Berlin, pour reconnaître, au lit même du malade, la présence de l'albumine dans les urines.

On fait dissoudre d'un côté une partie de sublimé corrosif dans vingt parties d'eau, et d'un autre côté une partie d'iodure de potassium dans deux parties d'eau. On mêle les deux solutions, et, dans ce mélange, on trempe des feuilles de papier Joseph qu'on fait ensuite sécher, et que l'on découpe en bandelettes.

Quand on veut essayer les urines, il suffit de plonger une de ces bandelettes dans le liquide urinaire; s'il contient de l'albumine, celle-ci se précipite instantanément. Pour que cette réaction se produise, il est essentiel que les urines soient acides; afin d'être certain qu'elles possèdent cette qualité, on trempe préalablement dans l'urine une bandelette de papier Joseph imprégné d'une solution d'acide nitrique.

AMYGDALITE

SYMPTOMES PRINCIPAUX

Quelquefois comme prodromes, frissons irréguliers, courbature, malaise, céphalalgie, inappétence, fièvre intense.

D'autres fois la maladie débute d'emblée par sentiment de sécheresse, de douleur à la gorge, déglutition difficile et douloureuse. La pression à l'angle des machoires est douloureuse et il existe un peu de surdité. L'haleine devient fétide, la voix prend un aspect nasonné.

A l'examen direct, on voit l'amygdale ou les amygdales rouges, gonflées, sèches. On trouve fréquemment à leur surface une matière blanchâtre peu épaisse et peu consistante.

Si les deux amygdales sont prises, il se peut qu'elles se rejoignent et interceptent complètement le passage de l'air.

Souvent les malades éprouvent des frissons, de la chaleur, de la fièvre, de la céphalalgie : les urines sont rouges.

TRAITEMENT

Antiphlogistiques, éméto-cathartiques, gargarismes émollients d'abord, puis astringents, pédiluves, sinapismes; ouvrir l'abcès s'il se forme.

Gargarisme calmant (Dr Vidal)

Infusion de thé	200	grammes.
Sirop diacode	40	—
Eau de laurier-cerise	10	—

Gargarisme résolutif (Dr Guersant)

Sulfate acide d'alumine	4	grammes.
Décoction de guimauve	180	—
Sirop de mûres	40	—

Gargarisme russe

Acide phénique	15	grammes.
Tannin	15	—
Alcool	60	—
Eau distillée	120	—

F. S. A. Ce gargarisme, fort usité en Russie et dans la colonie étrangère russe à Nice, s'emploie à la dose d'une cuillerée à café dans un demi-verre d'eau, une fois par jour.

Traitement de l'amygdalite aiguë herpétique et phlegmoneuse (Dr Gouguenheim)

Pulvérisation toutes les demi-heures, au moyen

d'un appareil de Richardson, avec la décoction tiède de laitue.

Contre l'amygdalite chronique et l'hypertrophie des amygdales, le Dr Cadié préconise l'iode en solution, d'après la formule suivante :

Iode métallique...............	50 centigr.
Iodure de potassium...........	1 gramme.
Glycérine.....................	10 grammes.

En badigeonnage sur les amygdales.

ANGINE DE POITRINE

SYMPTOMES PRINCIPAUX

Début brusque au milieu d'une parfaite santé, tantôt pendant la marche, tantôt pendant le repas, même pendant la nuit. Douleur constrictive et angoissante dans la région du cœur, et sensation de suffocation imminente : pendant l'accès, le malade garde une immobilité absolue, pâlit, attendant avec terreur la fin de cette attaque qui menace sa vie. Enfin, tout se termine soit par une syncope, soit par des éructations gazeuses ou des vomituritions, quelquefois par la mort.

TRAITEMENT

Traitement de l'angine de poitrine (Dr Huchard)

Dans le traitement des accès de l'angine vraie, il faut commencer par trois gouttes de nitrite d'amyle *récemment préparé*, qu'on donne à respirer, puis on peut élever graduellement les doses.

Dans l'intervalle des accès et pour en prévenir le retour, on emploie la formule suivante :

Eau distillée..................	300 grammes.
Solution de nitroglycérine au centième..................	30 gouttes.

Prendre deux à trois cuillerées à dessert par jour, dose que l'on pourra porter à trois cuillerées à soupe.

Comme traitement préventif des accès, le Dr Huchard attache une très grande importance à l'emploi de l'iodure de potassium ou de l'iodure de sodium qui a les mêmes propriétés, et est plus facilement toléré.

Dans les pseudo-angines, il a recours au nitrite d'amyle, aux injections de morphine, et dans les angines nerveuses il recommande l'hydrothérapie.

Traitement de l'angine de poitrine (Professeur G. Sée)

Pour combattre l'attaque d'angine de poitrine, on injecte sous la peau de la région précordiale ou du voisinage, dix gouttes d'une solution de sulfate de morphine au 1/50, c'est-à-dire 0gr,01 du principe calmant, et dans les cas graves on répète deux ou trois fois la même injection dans la journée. La morphine a pour effet de dissiper la douleur et de faciliter la respiration. En même temps, afin de procurer du sommeil au malade, on lui prescrit le lavement suivant :

Hydrate de chloral.......	2 à 3	grammes.
Hydrolat de laitue............	150	—
Mucilage de gomme adragante....................		Q. S.

Un second lavement est administré dans la journée, si c'est nécessaire.

Pour essayer d'empêcher le retour des accès, on prescrit le bromure de potassium et la digitale. Si les accès paraissent provoqués par l'abus du tabac ou de l'alcool, on en interdit sévèrement l'usage.

ASCARIDES LOMBRICOÏDES

SYMPTOMES PRINCIPAUX

Coliques qui se font sentir principalement vers l'ombilic; douleurs pongitives, quelquefois déchirantes de l'abdomen, tuméfaction du ventre, désordres de l'appétit, quelquefois diarrhée avec selles contenant des matières glaireuses mêlées de sang; démangeaisons des narines; urines semblables à du petit-lait, laissant un sédiment blanchâtre, bouffissure de la face, couleur blanchâtre des paupières, dilatation souvent inégale des pupilles, odeur aigre de l'haleine, amaigrissement, phénomènes nerveux tels qu'irrégularité du pouls, mauvais rêves, agitation, grincements de dents pendant le sommeil, douleurs vagues dans les membres.

TRAITEMENT

Biscuit de santonine n° 1, puis calomel de 0gr,20 à 0gr,30. En cas d'insuccès, recommencer huit jours après.

Le Dr Archambault prescrivait aussi la préparation suivante :

Mousse de Corse...............	1	gramme.
Semen-contra..................	1	—
Poudre de rhubarbe............	10	centigr.
Miel..........................		Q. S.

ASCITE

SYMPTOMES PRINCIPAUX

Intumescence de l'abdomen, ventre dur, tendu. Peau luisante. Sensation de flot. Sonorité normale dans les parties supérieures antérieures du ventre. Matité dans les parties latérales. Troubles dans les fonctions digestives et respiratoires, par suite de la compression exercée par l'épanchement. Émission des urines pénible, et en petite quantité. Œdème des membres inférieurs.

TRAITEMENT

Lait, bière, vin blanc. Vin diurétique amer de la Charité; vin diurétique de l'Hôtel-Dieu. Oxymel diurétique de Beaujon. Purgatifs drastiques :

Aloès	5	centigr.
Rhubarbe	10	—
Essence d'anis		Q. S.

Pour une pilule.

Vin hydragogue (Dr Audhoui)

Poudre de jalap		20	grammes.
Squames de scille	ãã	10	—
Poudre de sem. de colchique			
Écorce d'oranges amères jaunes		20	grammes.
Sucre		200	—
Vin blanc		1000	—
Alcool à 60°		60	—

Mettez les poudres, les squames et le vin dans un pot. Faites macérer pendant huit jours, en agitant de temps en temps. Le sixième jour de la macération, introduisez dans le pot les écorces d'oranges et le sucre. La macération terminée, décantez, filtrez au papier, et ajoutez l'alcool.

On fait prendre ce vin par verres à madère ou à bordeaux. On commence par un verre et l'on augmente la dose quotidienne de un ou plusieurs verres, jusqu'à ce que se produise l'effet désiré.

Potion diurétique (Schmidt)

Fleurs sèches de digitale........ 1 gramme.
Racine de gentiane............. 2 grammes.

faites infuser dans :

Eau......................... 200 grammes.

passez et ajoutez :

Oxymel scillitique........... 50 grammes.

A prendre par cuillerées toutes les heures.

ASTHME

SYMPTOMES PRINCIPAUX

Accès d'oppression survenant brusquement, surtout la nuit, et pendant lesquels les malades recherchent l'air frais, se tiennent assis sur leur séant. La face est pâle, livide, violacée. A la percussion, résonnance exagérée de la poitrine. Bruit respiratoire diminué. Râles nombreux, sonores, secs ou humides. Après une durée de trois à six heures, l'accès se termine par l'expulsion de flots de crachats, tantôt de sérosité spumeuse, tantôt de matières ressemblant à du blanc d'œuf.

TRAITEMENT

Faire lever le malade sur son lit, la tête haute, le corps penché en avant, dégagé de tout lien, et maintenir la tranquillité et le silence.

Le professeur Sée conseille :

Sirop d'écorces d'oranges.....	200	grammes.
Iodure de potassium..........	10	—
Sirop diacode................	40	—

Une cuillerée à dessert à chaque repas. Au bout de quelques jours, deux cuillerées à bouche. Au bout de deux à trois semaines de traitement, redescendre à 1^{gr},50 d'iodure de potassium par jour.

Continuer indéfiniment ce traitement.

Changement d'altitude. Eaux du Mont-Dore. Aérothérapie.

Faire fumer aux malades des cigarettes de datura stramonium, ou les suivantes préconisées par le professeur Hirtz :

Cigarettes antiasthmatiques (Hepp)

Extrait de stramonium.......	5	grammes.
Alcool à 36°................	50	—
Tabac en feuilles............	100	—
Iodure de potassium.........	5	—
Nitrate de potasse..........	5	—

Divisez en cent cigarettes.

Injection épidermique dans les accès d'asthme (Dr Mackensie

Ce médecin a vu des accès qui s'étaient succédé presque tous les jours pendant plusieur mois, céder au bout d'une semaine de traitement, consistant en injection sous-cutanée de pilocarpine à la dose quotidienne de $0^{gr},02$.

ATHREPSIE

SYMPTOMES PRINCIPAUX

Première période. — Selles présentant des grumeaux blancs et des stries verdâtres. Urines plus rares et plus foncées. Soif plus vive. Enfant grognon, inquiet.

Deuxieme période. — Selles aqueuses, d'une odeur souvent très forte et repoussante, et dans lesquelles on trouve beaucoup de grumeaux d'un lait à peine attaqué par la digestion, et de la bile qui parfois constitue, avec du mucus, presque toute la garde-robe. Régurgitations laiteuses répandant une odeur acide, butyreuse, suivies de vomissements. Ulcérations sur le frein de langue, sur celui de la lèvre inférieure, et en arrière sur la voûte palatine. Appétit diminué. Éruption érythémateuse sur la peau des fesses, des cuisses, des bourses ou des grandes lèvres. Cris aigus précédant l'émission des garde-robes. Amaigrissement général et considérable. Face amoindrie. Membres diminués de volume. Chairs molles et flasques.

Troisième période. — Inappétence. Augmentationdes vomissements. Respiration profonde et pénible. Haleine froide. Abaissement de la température du corps. Facies spécial rappelant celui de certains vieillards. L'enfant pousse des cris de détresse. Enfin l'agonie survient.

TRAITEMENT

Traitement de l'athrepsie (Professeur Parrot)

En cas de diarrhée, bien qu'on fasse garder la chambre à l'enfant, et qu'on maintienne sur son ventre des corps chauds, si la diarrhée persiste, on lui donnera six à huit fois par vingt-quatre heures, avant les têtées, une cuillerée à café de la mixture suivante :

Sirop de grande consoude

ou

Sirop de coings..............	100	grammes.
Sous-azotate de bismuth......	2	—

Dans le cas de diarrhée verte, donner :

Sirop de grande consoude....	50	grammes.
Eau de chaux................	50	—
Sous-azotate de bismuth......	3	—

Dans l'athrepsie aigüe, c'est-à-dire lorsqu'il faut rappeler la chaleur à la périphérie et rétablir la tolérance du tube digestif, on fera prendre toutes les dix minutes, ou tous les quarts d'heure alternativement, une cuillerée à café de deux boissons glacées préparées, l'une avec :

Eau sucrée.................	200	grammes.
Cognac vieux...............	10	—

l'autre avec du bouillon de bœuf frais, fait sans légumes, absolument privé de graisse, très légèrement salé, et la quantité d'eau ordinaire.

Faire prendre à l'enfant deux ou trois fois dans la journée, pendant cinq minutes, un bain d'eau à 35° centigrades, à laquelle on aura ajouté par 25 litres, de 50 à 60 grammes de farine de moutarde mélangée directement, ou bien, comme le conseille le professeur Trousseau, enveloppée dans un nouet de grosse toile; en la malaxant dans l'eau, on en extraira le principe irritant.

BLENNORRHAGIE

SYMPTOMES PRINCIPAUX

Vers le deuxième ou le troisième jour, cuisson douloureuse, rougeur vive, gonflement, chaleur du méat urinaire, dont les lèvres sont collées par une mucosité limpide; fréquents besoins d'uriner; le passage de l'urine occasionne une douleur brûlante et intolérable, donnant lieu à des contractions involontaires qui en suspendent l'excrétion. Le gland et le prépuce, principalement sur les côtés du frein, se tuméfient. De là, gêne dans la marche, fréquentes érections augmentant par la chaleur du lit; contractions spasmodiques des sphincters de l'anus. Du sixième au huitième jour l'écoulement s'épaissit, devient opaque; d'abord blanc, il passe au jaune, puis au vert.

Enfin plus tard l'écoulement diminue, redevient jaune, puis blanc, puis visqueux et disparaît enfin.

TRAITEMENT

Traitement de la blennorrhagie (Dr Mauriac)

1° *Période de début.* — Elle dure à peine vingt-quatre ou quarante-huit heures. Dans les sept ou huit premières heures, il faut faire avorter la blennorrhagie. On y arrive par des injections de nitrate d'argent faites suivant deux procédés. Le premier, consiste en injections répétées toutes les dix heures pendant trois ou quatre jours. Dans ce cas l'injection est la suivante :

Eau distillée..................	30 grammes.
Nitrate d'argent..............	30 centigr.

Le deuxième procédé consiste en une seule injection répétée tous les trois ou quatre jours, mais beaucoup plus forte que la première et composée de :

Eau........................	30 grammes.
Nitrate d'argent.............	1 —

Le médecin administrera cette injection qu'il

maintiendra pendant une ou deux minutes dans les parties antérieures de l'urèthre qu'il malaxera afin de mettre la solution en contact avec tous les replis de la muqueuse. Cette injection est suivie d'une sécrétion séreuse ou séro-purulente très abondante, avec débris épidermiques et quelquefois du sang. Cet écoulement diminue bientôt, et la blennorrhagie doit être guérie vingt-quatre heures après. Si les phénomènes morbides se reproduisent après une accalmie de cinq à six heures, on fait une seconde injection, et s'il le faut une troisième. Si celle-ci ne réussit pas, il faut renoncer au traitement abortif.

2° *Période d'augment.* — Durant cette période qui va jusqu'au quinzième ou vingtième jour, on doit s'abstenir de toute intervention active. Si les douleurs sont très vives, on donnera chaque jour, dans autant de tasses d'infusion de nymphæa, ou de tisane quelconque, deux ou trois cuillerées à bouche du sirop suivant :

Sirop d'écorces d'oranges amères...............	}	ãã 100 grammes
Sirop de codéine........	}	
Bromure de potassium...		10 —

On peut le remplacer par une cuillerée à bouche, prise le soir avant de dormir, de cette autre préparation qui est excellente :

Sirop de digitale........	āā	50 grammes.
Sirop de morphine........		
Bromure de potassium...		20 —

Contre les érections, les malades prendront chaque jour de quatre à six des paquets suivants :

Poudre de cubèbe.......	āā	2 grammes.
Poudre de lupulin.......		

Pour un paquet.

Ou deux à quatre par jour, des pilules très efficaces de :

Extrait de jusquiame.....	āā	25 centigr.
Poudre de jusquiame....		

Pour une pilule.

3° *Période d'état.* — Faire prendre des bains.

4° *Période de déclin.* — L'écoulement devient verdâtre, blanc, crêmeux, visqueux. On donnera des capsules de copahu, huit, dix et ordinairement seize; chacune de 1 gramme de copahu privé de l'huile essentielle. Le malade les prendra en quatre fois dans la journée. L'écoulement disparaîtra peu à peu en sept à huit jours : il faudra les continuer pendant quelque temps encore ; cinq à six jours après l'emploi du copahu, on a recours aux injections astringentes .

Sulfate de zinc...........	1 gramme.
Eau.....................	150 à 200 —

ou

Alun........ ..	āā	25 à 50 centigr.
Tannin.........		
Vin de Roussillon.		10 à 20 grammes.
Eau de roses.....		100 —

ou

Eau........................	120 grammes.
Chloral......................	1 —

S'abstenir d'excitants, d'alcool, de vin blanc, de champagne surtout, d'asperges, de salade, de cresson, de café, et fumer modérément. Bière absolument interdite.

Traitement du Dr Ricord

Sa formule d'injection abortive est la sui vante :

Azotate d'argent............	50 centigr.
Eau distillée................	100 grammes.

Une injection par jour.

Dans les blennorrhagies très douloureuses, il ordonne :

Laudanum de Rousseau.......	5 grammes.
Décoction de lin.............	500 —

Dans les cas d'érections nocturnes, il donne:

Camphre.....................	3 grammes.
Extrait d'opium..............	40 centigr.
Mucilage.....................	Q. S.

F. S. A. seize pilules, deux à trois tous les soirs.

Injections du Dr A. Bourgeois

Permanganate de potasse.....	5 centigr.
Eau distillée	100 grammes.

Traitement de la blennorrhagie utérine (Dr Rollet)

On examine la malade au spéculum, au moins deux fois par semaine. Si la muqueuse du museau de tanche est enflammée, excoriée, granuleuse, on la cautérise avec le nitrate d'argent.

2.

Dans l'intervalle des cautérisations, on a recours aux injections astringentes. Si l'inflammation s'est propagée à la muqueuse de l'intérieur du col, on introduit le crayon de nitrate d'argent dans la cavité même du col, et le plus souvent, on n'a pas besoin de pratiquer des injections dans la cavité utérine elle-même. Si la maladie se complique de pelvi-péritonite, on recommande le repos absolu, on applique des sangsues sur le point le plus douloureux de l'abdomen ; on conseille les cataplasmes de farine de lin, et les frictions d'onguent napolitain. Quand la période aiguë est terminée, on prescrit avec avantage un vésicatoire volant sur l'hypogastre.

BLENNORRHÉE

SYMPTOMES PRINCIPAUX

Écoulement uréthral d'un liquide blanc, ou jaunâtre et puriforme, sans irritation ou inflammation locale appréciable, et sans fièvre.

TRAITEMENT

Traitement du Dr Ricord

Protoiodure de fer..........	10 centigr.
Aqua......................	100 grammes.

ou

Vin rouge....................	150 grammes.
Extrait de ratanhia...........	1 —
Laudanum de Sydenham.....	2 —

Trois ou quatre injections par jour.

Injection contre la blennorrhée (Dr Diday)

Nitrate d'argent cristallisé...	40 à 60 centig.
Eau distillée...............	20 grammes.

Faites dissoudre.

On mesure l'urèthre avec une sonde qu'on introduit seulement jusqu'à l'entrée de la vessie, et on pratique l'injection à l'aide de cette sonde. La même opération est répétée à trente-six ou quarante-huit heures de distance. On fait ordinairement quatre ou cinq séances.

Autre (Dr Langlebert)

Eau distillée de copahu.......	100 grammes.
Sulfate de zinc...............	40 centigr.
Oxyde de zinc porphyrisé.....	4 à 6 grammes.

F. S. A. une solution trouble avec laquelle on fera quatre ou six injections par jour. Si le malade est anémique, on lui administrera une préparation ferrugineuse, et en particulier le citrate de fer.

Sirop contre la blennorrhée (Dr Ricord)

Sirop de Tolu..........	500 grammes.
Carbonate de fer........	ãã 4 —
Extrait de ratanhia......	

F. S. A. Quatre cuillerées par jour.

BLÉPHARITE

BLÉPHARITE CILIAIRE FURFURACÉE

SYMPTOMES PRINCIPAUX

Pellicules blanchâtres sur le bord des paupières, rougeur, démangeaison, chute des cils.

TRAITEMENT

Traitement du Dr Gillet de Grandmont

1° Acide borique	4	grammes.
Hydrate de chloral	50	centigr.
Eau	100	grammes.
2° Bichlorure d'hydrargyre	10	centigr.
Alcool	20	grammes.
Eau	200	—
3° Polysulfure de potassium	2	centigr.
Eau	200	grammes.

Pommades

1°	Oxyde rouge d'hydrargyre..	50 centigr.
	Vaseline pure............	10 grammes.

Mêlez et porphyrisez.

2°	Iodochlorure d'hydrargyre..	10 centigr.
	Vaseline pure............	10 grammes.

Mêlez et porphyrisez.

BLÉPHARITE GLANDULAIRE ULCÉREUSE

SYMPTOMES PRINCIPAUX

Gonflement, rougeur des paupières, ulcérations à la base des cils le plus souvent encroûtés et agglomérés; chute et atrophie progressive, déviation des cils.

TRAITEMENT

Cataplasmes de fécule, fomentations émollientes jusqu'à la chute des croûtes. — Cautérisation des ulcérations, soit au fer rouge, soit au crayon de nitrate d'argent, suivie de com presses imbibées de solutions émollientes, ou des solutions astringentes suivantes :

1° Acide tannique	1	gramme.
Eau distillée	200	grammes.
2° Teinture de ratanhia	20	grammes.
Eau distillée	200	—

Quand la cicatrisation est obtenue, pour faire tomber la rougeur, poudrer avec calomel à la vapeur.

BRONCHITE

SYMPTOMES PRINCIPAUX

Toux quinteuse, suivie d'une expectoration d'un mucus clair et écumeux, puis plus épais, visqueux, jaunâtre ou vert; oppression, fièvre. Sensation de chaleur devant le sternum. Céphalalgie. Râles sibilants, puis muqueux.

TRAITEMENT

Repos, diète, tisanes émollientes. Julep béchique ou looch avec sirop de pavots, 8 à 15 grammes. En cas de dyspnée, vomitif.

Sirop de Tolu................	100 grammes.
Eau de laurier-cerise.........	10 —
Kermès minéral..............	25 centigr.

Une cuillerée dans une tasse de lait chaud, le soir en se couchant.

Pilules contre la toux (Professeur Peter)

Extrait d'opium.................	10 centigr.
Extrait de belladone...........	15 —
Guimauve pulv.................	Q. S.

On prescrit une ou deux de ces pilules.

Sirop calmant (Dr Rozzi)

Soufre doré d'antimoine.........	1 gramme.
Poudre de Dower...............	1gr,10
Sirop.........................	1 gramme.

Mêlez et divisez en dix parties dont on prendra une prise chaque trois heures, sans dépasser la dose de quatre prises en vingt-quatre heures.

Potion expectorante

Gomme ammoniaque..........	2	grammes.
Oxymel scillitique............	10	—
Sirop de capillaire...........	15	—
Infusion d'hysope............	90	—

Par cuillerées dans la journée.

Potion (Dr Woillez)

Julep gommeux.............	320	grammes.
Extrait de ratanhia..........	4	—

Ou

Tannin......................	1	—

A donner à la fin des bronchites, afin de diminuer la formation des exsudats muco-purulents qui encombrent les conduits aériens.

BRONCHITE CAPILLAIRE

SYMPTOMES PRINCIPAUX

Oppression extrême. Toux suivie de l'expectoration de crachats épais, opaques, visqueux, quelquefois aérés. Râles ronflants et sibilants, puis râles sous-crépitants et même crépitants.

Fièvre, inappétence, soif, sécheresse de la bouche, constipation, face pâle, yeux larmoyants, jugulaires gonflées.

TRAITEMENT

Le Dr Blachez conseille au début, si la fièvre est vive, des ventouses scarifiées sur la poitrine, puis administration de vomitifs répétés, et révulsion à l'aide de vésicatoires volants. Juleps béchiques aromatisés avec le sirop de Tolu ou de térébenthine.

Si l'expectoration se supprime et que l'asphyxie soit imminente, on multiplie les révulsifs, et on administre les potions alcooliques.

Chez l'enfant. — Un vomitif à la période iuitiale : plus tard vésicatoires volants et excitants alcooliques, entre autres la potion suivante (Dr J. Simon) :

Vin de Malaga............	25 grammes.
Eau-de-vie...............	10 —
Teinture de digitale.......	5 à 10 gouttes.
Julep gommeux...........	Q. S.

BRONCHITE CHRONIQUE

SYMPTOMES PRINCIPAUX

Petites quintes arrivant surtout le matin et se terminant généralement par l'expectoration, ordinairement facile de crachats épais, arrondis, d'un jaune verdâtre, et d'une abondance variable. Râles muqueux ou sous-crépitants avec sonorité normale, occupant la base et la face postérieure du poumon de l'un et de l'autre côté.

TRAITEMENT

Potion calmante (Dr Dieulafoy).

Eau distillée de tilleul.....	ãã 30 grammes.
Sirop de chloral...........	
Sirop de morphine.........	
Eau de fleurs d'oranger....	Q. S.

BRONCHITE ÉPIDÉMIQUE OU GRIPPE

SYMPTOMES PRINCIPAUX

Endolorissement général, courbature, céphalalgie, coryza, toux quinteuse, soit sèche, soit accompagnée d'expectoration de crachats abondants, opaques et nummulaires.

Râles ronflants ou râles bullaires, muqueux, sous-crépitants. Dyspnée, fièvre, phénomènes ataxiques ou ataxo-adynamiques.

TRAITEMENT

Vomitifs, purgatifs, kermès, narcotiques; extrait de quinquina en cas de prostration.

Le Dr Noël Gueneau de Mussy, pour calmer la sensation du picotement de la toux, fait faire chaque jour deux ou trois attouchements de la gorge avec un pinceau trempé dans le mélange suivant :

Glycérine....................	20 grammes.
Borax.....................	2 —
Chlorhydrate de morphine....	20 centigr.

On peut encore badigeonner l'isthme du gosier avec la solution suivante :

Eau....................	30 à 40 grammes.
Bromure de potassium...	10 —

S'abstenir de vésicatoires; recourir plutôt aux ventouses sèches sur le thorax, ou pratiquer des fomentations avec de l'eau très chaude sur la région trachéale et sur la poitrine.

On donne ensuite :

Sulfate de quinine............	1gr,50
Extrait de quinquina........ ...	50 centigr.
Extrait de racine d'aconit.......	10 —

Pour dix pilules, dont on donnera trois à quatre par jour, ou bien :

Poudre de Dower...........	āā 30 centigr.
Sulfate de quinine..........	

Pour un paquet administré dans du pain azyme.

On calme encore très bien la toux en badigeonnant la gorge avec un pinceau trempé dans une solution de chlorhydrate de cocaïne au 1/50.

BRULURES

SYMPTOMES PRINCIPAUX

a. *Locaux.* — Varient avec chaque degré.

Premier degré. — Rougeur vive et non circonscrite de la peau, chaleur et douleur cuisantes, pas de tuméfaction apparente.

Deuxième degré. — Tuméfaction, formation de vésicules remplies d'une sérosité claire, mais quelquefois trouble et sanguinolente; si l'épiderme a été conservé, en huit ou dix jours la surface dénudée se dessèche : si l'épiderme est arraché, la peau s'enflamme jusqu'à la suppuration, et il reste une cicatrice légère.

Troisième degré. — Eschares minces, grises, fauves ou brunes, tantôt molles, tantôt dures, peu douloureuses. Du huitième au douzième jour, les parties frappées de mort sont éliminées; il en résulte des cicatrices d'un blanc mat, et privées de sensibilité.

Quatrième degré. — Eschares plus foncées, plus sèches, plus dures, qui tombent après quinze ou vingt jours. La suppuration est plus abondante que dans les autres degrés : il se forme un tissu inodulaire doué d'une rétractilité très grande, qui amène des cicatrices difformes et nuisibles.

Cinquième degré. — Eschares plus ou moins profondes, ordinairement dures, peu ou point douloureuses. Gonflement, suppuration; l'élimination des escarres amène une cicatrisation vicieuse.

Sixième degré. — A ce degré il y a toujours nécrose.

b. *Généraux.* — La suppuration peut devenir une cause d'épuisement et amener la mort.

TRAITEMENT

Percer les phlyctènes et recouvrir avec un linge troué imbibé de liniment oléo-calcaire.

Le Dr Constantin Paul préfère au liniment oléo-calcaire le liniment au sucrate de chaux dont on étend une couche sur la brûlure, et qu'on recouvre d'une couche de coton. Pour le préparer, on triture du sucre et de la chaux à parties égales, puis on y ajoute une certaine quantité d'eau de manière à rendre le mélange très liquide. Après quarante-huit heures on filtre, puis on évapore jusqu'à consistance d'un sirop très clair. On mélange ensuite ce résidu avec parties égales d'un liquide composé d'une partie de glycérine et de trois parties d'huile.

BRULURES DE LA CORNÉE

SYMPTOMES PRINCIPAUX

Que la brûlure ait lieu soit par un acide, soit par un alcali, soit par un corps rougi, soit par l'eau bouillante, la cornée au début paraît à peine atteinte; mais le pronostic doit être très réservé, car vingt-quatre à trente-six heures après l'accident se manifestent des infiltrations de leucocytes plus ou moins étendues qui peuvent amener un sphacèle cornéen. La rougeur de la conjonctive n'apparaît souvent pas par suite de la cautérisation intense de celle-ci. Les douleurs et la photophobie sont variables.

TRAITEMENT

Traitement du Dr Gillet de Grandmont

Les lotions fraîches avec de l'eau doivent être pratiquées largement et aussitôt que possible. Plus tard on emploiera, si le caustique était alcalin, une solution d'acide phénique ou salicylique au 3/1000. S'il était acide, les lotions se feront avec une eau alcaline de Vichy ou de Vals. Contre l'apparition des leucocytes, on exposera l'œil blessé aux vaporisations phéniquées à 5/100, produites par l'appareil de Lister. La photophobie sera combattue par le collyre d'atropine à 0gr,50 pour 10 grammes d'eau. Les douleurs du frottement des paupières contre le globe seront adoucies par la vaseline pure ou phéniquée à 1/300.

CANCER UTÉRIN

SYMPTOMES PRINCIPAUX

Irrégularités de la menstruation. Souvent pertes effrayantes, ténesme, dysurie, douleurs dans les reins, dans l'utérus. Écoulement vaginal sanieux, très fétide. Au toucher, col mollasse ; orifice plus ouvert, de forme irrégulière. Si le carcinome occupe le corps de la matrice, ce viscère acquiert une augmentation de volume qui peut être reconnu à travers les parois de l'abdomen : la compression de l'hypogastre augmente les douleurs qui se propagent alors dans les aines, les cuisses, les lombes et la région du sacrum.

TRAITEMENT

Pilules contre le cancer (Professeur Ball)

Mastic	15 centigr.
Soufre pulv.	10 —

Mêlez. Pour une pilule. Huit par jour.

Autre formule (Revue de thérapeutique)

Térébenthine de Chio	4gr50
Soufre lavé	1 50
Poudre de réglisse	Q. S.

Pour 30 pilules. Deux toutes les quatre heures; et pour l'usage externe :

Vaseline	30 grammes.
Térébenthine de Chio	5 —

F. S. A. un onguent à chaleur douce.

Injections contre la suppuration fétide du cancer utérin (Dr Chéron)

Vinaigre blanc	300 grammes.
Teinture d'eucalyptus	45 —

Acide salicylique............	1 gramme.
Salicylate de soude..........	20 grammes.

M. S. A.

Une à cinq cuillerées par jour, pour un litre d'eau tiède dont on fera des injections vaginales.

CARIE DENTAIRE

SYMPTOMES PRINCIPAUX

a. *Carie non pénétrante.* — Douleurs moyennes *provoquées* par l'introduction des corps étrangers, par le chaud, le froid, les acides.

b. *Carie pénétrante.* — Douleurs *spontanées*, intermittentes, exaspérées par le chaud, le froid, la succion, le décubitus dorsal; rage de dents dans le cas d'inflammation et d'étranglement de la pulpe.

TRAITEMENT

Toilette de la carie avec une injection d'eau tiède ou avec une boulette d'ouate. Enlever avec soin tous les corps étrangers.

Pansement de la carie non pénétrante (Dr David)

Mettre au fond de la cavité une boulette d'ouate imbibée d'acide phénique en solution alcoolique concentrée, et la recouvrir d'une autre boulette d'ouate sèche ou imbibée de teinture de benjoin, pour éviter la diffusion de l'acide dans la bouche.

On panse aussi avec la mixture suivante :

Mixture contre la carie dentaire (Dr Magitot)

Chloroforme................	ãã 2 grammes.
Teinture d'opium...........	
Créosote pure..............	
Teinture de benjoin........	6 —

Autre (Dr David)

Acide phénique................	1 gramme.
Alcool de menthe..............	2 grammes.
Teinture de benjoin...........	3 —

A employer avec une seule boulette.

Pour calmer les douleurs dans la carie pénétrante, même pansement que dans la carie non pénétrante.

Pour détruire la pulpe, on se sert soit d'acide arsénieux porphyrisé, soit du mélange suivant :

Acide arsénieux..............	5 grammes.
Glycérine......................	20 —

Une petite boulette d'ouate, préalablement imbibée d'acide phénique et imprégnée d'acide arsénieux, est mise au fond de la cavité, en contact avec la pulpe. Par-dessus, une autre boulette imbibée de benjoin pour maintenir le pansement caustique.

PANSEMENT OCCLUSIF

Dans les cavités indolentes, ou pour essayer la tolérance de la dent, on imbibe de teinture de benjoin concentrée une boulette serrée, et on la tasse dans la dent. La résine se précipitant au contact de la salive, forme avec le coton un feutrage qui ne laisse pas pénétrer cette dernière, et résiste à la décomposition pendant plusieurs mois.

CHALAZIONS DES PAUPIÈRES

SYMPTOMES PRINCIPAUX

Tumeur siégeant dans l'épaisseur des paupières, et faisant une saillie plus ou moins marquée sous la peau, ou à la face interne de la paupière qui tend à s'ulcérer ; la peau rougit aussi parfois, et menace de s'ouvrir, principalement lorsque la petite tumeur, due à une altération des glandes de Meibomius, tend à suppurer. Rarement elle se termine par résolution ; quelquefois elle se transforme en kyste.

TRAITEMENT

Traitement du Dr Gillet de Grandmont

Extirpation quand la tumeur est dure et qu'elle n'offre aucune tendance à la résolution. Les émollients hâtent la résolution ; les cataplasmes de pulpe de pomme cuite, sont préférables dans ce cas à tous autres. On a vanté aussi les frictions à l'onguent napolitain ou avec la pommade :

Oxyde rouge d'hydrargyre...	ãã 50 centigr.
Baume de Tolu..............	
Vaseline pure...............	10 grammes.

Mêlez et porphyrisez.

CHLORO-ANÉMIE

SYMPTOMES PRINCIPAUX

Face pâle, couleur de cire vierge, muqueuses décolorées. Prostration, nonchalance, gastralgie, inappétence, constipation opiniâtre.

Dépravation de l'appétit. Céphalalgie, vertiges, syncopes, étourdissements, tintements d'oreilles, tristesse, idées noires. Leucorrhée. Aménorrhée.

A l'auscultation, on entend au-dessus de la partie moyenne de la clavicule un bruit de souffle à double courant.

TRAITEMENT

A chaque repas, de une à quatre cuillerées à café de sirop de citrate de fer ammoniacal dans la proportion de 15 grammes de sel pour 500 grammes de sirop (Professeur Trousseau).

Vin de quinquina. Bains de mer. Hydrothérapie, bains sulfureux.

Eaux de Pougues, de Spa, de Schwalbach, d'Orezza, de Forges.

Mixture contre la chlorose (Dr Siredey)

Citrate de fer..............	5	grammes.
Bromure de potassium. 10 à	12	—
Vin de Malaga.............	250	—

Faites dissoudre. Une cuillerée à bouche chaque jour, au commencement des deux principaux repas, aux femmes nerveuses, aux hystériques qui ont le sang appauvri.

Pilules contre la gastralgie des chloro-anémiques (Dr Huchard)

Tartrate ferrico-potassique....	10	grammes.
Extrait de gentiane...........	8	—

Extrait de noix vomique..	} āā	25 centigr.
Extrait thébaïque........		

Faites 100 pilules. Deux avant chaque repas.

Solution contre la chlorose (Dr Trastour, de Nantes)

Iode..........................	1	gramme.
Iodure de potassium...........	10	—
Eau distillée.................	300	—

Une cuillerée à café (cuiller de fer) aux repas dans un verre d'eau rougie.

Sirop ferrugineux (Professeur Jaccoud)

Tartrate ferrico-potassique..		2gr,50
Rhum....................	} āā	100 grammes.
Sirop d'écorces d'oranges.		

Faites dissoudre. Chaque cuillerée de ce sirop renferme 20 centigrammes du sel de fer.

Une ou deux cuillerées et plus au besoin, quand on veut combiner l'action de l'alcool et du fer.

Eaux de Saint-Moritz, en Suisse; de Santa-Catterina, en Valteline; de Bagnères de Bigorre, d'Orezza, de Spa, de Schwalbach.

CHOLÉRA

SYMPTOMES PRINCIPAUX

Première période (période cyanique, asphyxique). — Langue livide, froide, large, recouverte d'un enduit blanchâtre. Appétit nul, soif très vive, éructations continuelles, hoquet très pénible. Vomissements parfois incessants, accompagnés d'efforts convulsifs. Selles excessivement fréquentes, abondantes, souvent involontaires ; elles ressemblent, comme les vomissements, à une décoction de riz dont elles ont l'odeur fade et nauséabonde. Abdomen rétracté, douleurs vives au creux épigastrique. Pouls petit, fréquent, serré, déprimé, filiforme. Le sang est épais, visqueux et poisseux. Voix faible, cassée, sécrétion urinaire complètement abolie. Crampes, douleurs atroces dans les membres, surtout dans les muscles du mollet, la face devient bleuâtre comme le corps tout entier, et coïncide avec un froid glacial.

Deuxième période (période de réaction). — Tous les symptômes s'amendent : il se produit parfois une pneumonie, ou une pleurésie, ou des symptômes typhoïdes qui emportent le malade.

TRAITEMENT

Comme traitement préventif, calme moral et hygiène parfaite.

Voici le traitement préconisé par le conseil de santé de Toulon :

La choléra s'annonce ordinairement par de la diarrhée qui précède de quelques jours ou de quelques heures l'invasion de la maladie. En conséquence, le salut consistera à arrêter immédiatement la diarrhée : pour cela il faudra se mettre au lit, enveloppé d'une couverture de laine, afin d'amener la sueur : diète absolue jusqu'à cessation de la diarrhée : boire en petite quantité à la fois une infusion chaude de tilleul ou des infusions aromatiques, telles que celles de camomille, de menthe, de verveine, de sauge, de thym, etc., prendre de demi-heure en demi-heure une cuillerée à soupe de la potion suivante :

Infusion de thé sucrée........	150 grammes.
Alcoolat de menthe...........	30 —
Sous-nitrate de bismuth, de 4 à 10	—
Laudanum de Sydenham, de 10 à 20 gouttes	

à partir de l'âge de dix ans.

A défaut de cette potion, prenez de deux heures en deux heures un des paquets suivants :

Sous-nitrate de bismuth......	10 grammes.
Extrait sec d'opium...........	5 centigr.

Divisez en cinq paquets.

Ou bien encore, à défaut de ces paquets, prendre d'heure en heure jusqu'à cessation de la diarrhée, cinq gouttes de laudanum de Sydenham et une cuillerée à café de bismuth dans un peu d'eau sucrée. Pour le laudanum, ne pas dépasser la dose totale de vingt-cinq gouttes.

Quand la maladie se confirme, il faut faire sur tout le corps des frictions énergiques avec un tissu de laine ou de crin, entourer le malade de cruchons d'eau chaude, de briques, de fers chauds; administrer par cuillerée à soupe de demi-heure en demi-heure la potion ci-dessous :

Liqueur de Hoffmann.........	2 grammes.
Acétate d'ammoniaque........	8 —

Teinture de cannelle.........	5 grammes
Cognac ou rhum.............	40 —
Hydrolat de mélisse..........	60 —
Sirop de menthe.............	30 —

Combattre les vomissements en faisant avaler de petits morceaux de glace.

Potion antidiarrhéique (Dr Dujardin-Beaumetz)

Laudanum de Sydenham......	10 gouttes.
Sous-nitrate de bismuth......	10 grammes.
Eau de menthe..............	20 —
Eau de tilleul................	60 —
Sirop de ratanhia............	30 —

Par cuillerée à bouche de demi-heure ne demi-heure.

Potion contre le choléra infantile (Professeur Parrot)

Acétate d'ammoniaque........	2 grammes.
Eau de chaux................	30 —
Eau distillée.................	50 —
Sirop de coings..............	30 —

Mêler et donner par cuillerées à café.

CHORÉE

SYMPTOMES PRINCIPAUX

Au début, l'enfant change de caractère, devient triste, morose, capricieux, agité, irascible, sa mémoire faiblit, son aptitude au travail diminue. Malaise, céphalalgie, douleurs vagues dans les membres, anxiété précordiale. Appétit diminué, digestion difficile, constipation.

Enfin les convulsions choréiques se montrent, tantôt dans les membres supérieurs, tantôt dans les membres inférieurs, tantôt dans les deux à la fois. Elles débutent ordinairement par un seul côté; gagnent progressivement l'autre, envahissant le tronc, le visage. L'enfant est pris d'un sautillement perpétuel, de mouvements irréguliers dans tout le corps. Quelquefois le malade est obligé de rester couché. Il éprouve un véritable bégaiement, de la gêne de la déglutition, et il se produit quelquefois de l'incontinence d'urine et de matières fécales; on remarque en outre une paralysie des membres les plus affectés des mouvements choréiques.

TRAITEMENT

Hydrothérapie. Bains de rivière. Bains de mer et bains sulfureux. Gymnastique commandée et ordonnée. Exercice en plein air. Séjour à la campagne.

Le Dr Cadet de Gassicourt recommande une solution de 5 milligrammes à 30 milligrammes d'arséniate de soude en solution.

Potion contre la chorée (Dr H. Roger)

Arséniate de soude.............	1 milligr.
Julep gommeux................	125 grammes

Faites dissoudre.

Une cuillerée à bouche d'heure en heure. On peut augmenter progressivement la dose du sel arsénical jusqu'à 1 centigramme par jour.

Le Dr Lubelski préconise une méthode qui lui donne des succès rapides. Elle consiste à projeter, au moyen de l'appareil de Richardson, un jet d'éther sulfurique pulvérisé sur la colonne vertébrale dans toute sa longueur, pendant un temps qui varie de trois à cinq minutes : une seule séance par jour suffit dans les cas légers et moyens. Le professeur Jaccoud a expérimenté ce mode de traitement, et il a été émerveillé de la rapidité de la guérison.

CIRRHOSE

SYMPTOMES PRINCIPAUX

Au début, volume du foie normal, quelquefois augmenté. Le foie est le siège d'une douleur sourde, obtuse, qui n'augmente pas par la pression, et se fait sentir dans l'hypochondre droit. Coloration jaunâtre terreuse, quelquefois même cuivreuse de la peau, plus prononcée à la face et au cou. Peau raide, âpre au toucher. Urines d'une coloration jaune orange très foncée. Hydropisie. Dyspnée.

TRAITEMENT

Si la cirrhose se déclare chez une personne atteinte d'affection cardiaque, on aura recours à l'emploi de la digitale ; on donnera le café à petite dose, et de l'eau-de-vie allemande. Pour la cirrhose palustre, on emploiera contre la spécificité de la cause, la médication spécifique.

Dans le cas d'épanchement considérable, on fera quelques ponctions palliatives.

COLIQUE DE PLOMB

SYMPTOMES PRINCIPAUX

Paleur, amaigrissement, coloration de la peau, à la face surtout, d'un jaune pâle caractéristique. Véritable cachexie, saveur sucrée, haleine fétide, coloration bleuâtre du bord alvéolaire des gencives. Selles rares, matières alvines moins fétides : quand la maladie est déclarée, douleurs plus ou moins vives à l'ombilic, à l'épigastre, à l'hypogastre, s'irradiant dans les lombes et les parties génitales. Yeux caves, face grippée. Les malades se tordent sur leur lit, poussent des cris, se couchent à plat ventre pour calmer leurs douleurs. Celles-ci existent souvent aussi dans les muscles des membres supérieurs, inférieurs, et dans la région lombaire.

TRAITEMENT

Électuaire de soufre (Lutz)

Soufre sublimé et lavé........	125 grammes.
Miel blanc...................	125 —

Mêlez.

On administre 50 grammes de cet électuaire trois jours de suite, puis on donne des doses successivement décroissantes. Dès le troisième jour, la douleur si vive de la colique saturnine a disparu. Bains sulfureux. Limonade sulfurique pour tisane.

Le professeur Semmola (de Naples), traite de la façon suivante les malades affectés de saturnisme chronique :

Le malade est plongé dans un bain d'eau tiède

à 23° ou 24° centigrades acidulée au moyen de l'acide nitrique ou sulfurique. On met alors le bain en communication avec le pôle négatif d'une pile de Wollaston. Le pôle positif s'applique au moyen d'un excitateur humide sur la langue du patient. On répète ce traitement tous les jours.

COLIQUES HÉPATIQUES

SYMPTOMES PRINCIPAUX

Douleurs horribles dans le creux épigastrique, puis dans l'hypochondre droit, retentissant souvent dans l'épaule droite. Nausées. Vomissements bilieux. Ictère. Urines blanches, enfin expulsion des calculs par les fèces.

Traitement préventif (Professeur Trousseau)

Saison à Vichy, Vals, Carslbad, Pougues, Vittel, Contrexéville. Boire huit jours de suite chaque mois un ou deux verres d'eau de Vichy ou de Pougues. Repos d'une semaine. La semaine suivante au commencement des deux principaux repas prendre soit des perles d'éther, soit des perles d'essence de térébenthine. Huit jours de repos et reprise des boissons alcalines.

Traitement hygiénique (Professeur Bouchardat)

1° S'abstenir de pain, de grains, d'œufs, d'aliments azotés en excès, d'oseille, de tomates, de liqueurs fortes, de poissons, de crustacés, de coquillages, de fromages avancés : remplacer le pain par des pommes de terre, manger les légumes ordinaires, les herbes qui renferment de la potasse, préférable ici à la soude. Faire de la médication alcaline indirecte, sous la forme de malates, citrates, tels qu'ils sont contenus dans les fruits : fruits oléagineux en quantité modérée, vin rouge léger étendu d'eau.

2° Entretenir la liberté du ventre en prenant au réveil, depuis une cuillerée à café jusqu'à une cuillerée à bouche de tartrate de potasse et de soude et de sulfate de soude, parties égales, dans un verre de macération de réglisse, de limonade ou d'orangeade.

3° Exercice modéré.

4° Activer les fonctions de la peau par des lavages : frictions fréquentes. Massages avec la main enduite de quelques gouttes d'huile parfumée. Chaque semaine un bain avec :

Carbonate de potasse.........	100	grammes.
Essence de lavande...........	2	—
Teintures de benjoin, vanille..	5	—

suivi de longues frictions et massage.

5° *a*) Dans un but d'expulsion, matin et soir une à trois perles d'essence de térébenthine, et une à deux perles d'éther. On peut les prendre aux repas, préférablement entre.

b) Pour empêcher la formation des calculs, pendant dix jours, matin et soir, avant chaque repas, une pilule de 0gr,10 de tartrate de potasse et de lithine; pendant dix autres jours, matin et soir, une cuillerée à bouche de :

Sirop des cinq racines apéritives.	500	grammes.
Acétate de potasse............	20	—

Pendant dix autres jours, chaque jour un litre

d'eau contenant 10 grammes de tartrate de potasse et de soude. Au printemps, le matin au réveil, pendant un mois, 120 grammes de suc d'herbes (laitue, chicorée, pissenlit, parties égales) plus 5 grammes d'acétate de potasse.

c) Saisons à Pougues, Vals, Vichy.

Traitement au moment de l'accès (Dr Demons, de Bordeaux)

Injection sous-cutanée au niveau du point douloureux de l'hypochondre, avec une solution composée de un centigramme de chlorhydrate de morphine pour cinq gouttes de glycérine. On injecte du premier coup quatre gouttes de cette solution, puis on laisse l'aiguille en place. Au bout de deux à trois minutes, si le malade souffre toujours, nouvelle injection à la même dose, et ainsi de suite, jusqu'à ce que le malade sente un soulagement manifeste, mais sans dépasser la dose de 4 à 5 centigrammes de chlorhydrate.

COLIQUES NÉPHRÉTIQUES

SYMPTOMES PRINCIPAUX

Douleur vive, lancinante, atroce, siégeant aux lombes, s'exaspérant par la pression et les mouvements, s'irradiant vers les flancs et jusque dans la vessie, en suivant le trajet de l'uretère, retentissant dans l'aine et la cuisse correspondante, et s'étendant chez l'homme au testicule qui est rétracté vers l'anneau. Urines sédimenteuses et sanguinolentes. Tumeur à la région rénale. Nausées, vomissements bilieux. Agitation extrême, sommeil impossible, délire, convulsions. Respiration anxieuse. Chaleur, fièvre.

Au moment de l'accès, inquiétude, malaise, insomnie, mouvements nerveux, douleurs lombaires violentes, engourdissement et crampes dans les membres inférieurs, fourmillements au bout du gland, nausées, vomissements, envies fréquentes d'uriner, ténesme vésical, urine rouge, urine mêlée avec du mucus ou du sang qui se déposent au fond du vase. Les douleurs, les vomissements, les convulsions augmentent, le malade s'étend, se roule par terre, la douleur se propage de haut en bas, le testicule se rétracte; puis, quand le calcul est arrivé dans la vessie, tous les accidents cessent tout à coup.

TRAITEMENT

Remplacer le régime animal par l'usage des végétaux. Supprimer absolument l'oseille. Boire en grande quantité de l'eau, ou des boissons chargées de substances diurétiques. Eaux de Seltz, de Vittel, de Contrexéville, de Luxeuil, de Bussang, de Vichy. Bains. Exercice à pied, à cheval, en voiture.

Prendre chaque jour quatre capsules contenant chacune 0gr,20 d'huile de genévrier.

Au moment de l'accès, injection sous-cutanée de morphine.

Liniment dans la colique néphrétique (Dr Reliquet)

Chloroforme	15	grammes.
Extrait de jusquiame.........	15	—

Laudanum de Sydenham.	5 grammes.
Huile de camomille..........	150 —

En embrocations sur tout le ventre.

Potion contre la colique néphrétique (Dr Reliquet)

Extrait de jusquiame.........	20 centigr.
Bromure de potassium.......	5 grammes.
Eau de tilleul.............	120 —
Sirop	30 —

A prendre par cuillerées à bouche toutes les demi-heures. jusqu'à production du sommeil.

CONJONCTIVITE

CONJONCTIVITE CATARRHALE

SYMPTOMES PRINCIPAUX

Rougeur intense de la conjonctive oculo-palpébrale, sécrétion muco-purulente, formant dans les culs-de-sac des masses plus concrètes d'un blanc jaunâtre, sortant peu à peu dans l'angle interne des paupières et agglutinant tous les cils : gonflement des paupières, chémosis autour de la cornée, et parfois ecchymoses conjonctivales, fièvre, anorexie, photophobie intense.

TRAITEMENT

Traitement du Dr Gillet de Grandmont

Lotions chaudes antiseptiques avec :

Acide phénique.......... — salicylique........	50 centigr.
Alcool à 90°..............	25 grammes.
Eau....................	100 —

Une cuillerée par verre d eau chaude; ou avec :

Acide borique...............	8 grammes.
— salicylique.............	2 —
Eau......................	200 —

Dans l'intervalle des lotions, introduire entre les paupières un peu de la pommade suivante :

Acide phénique...............	3 centigr.
Vaseline pure.................	10 grammes.

Pour combattre la photophobie : instiller une goutte de collyre d'atropine.

Pour diminuer la sécrétion : frotter dans les culs-de-sac un pinceau imbibé de :

Borate de soude................	50 centigr.
Glycérine pure................	10 grammes.

Si la sécrétion est très abondante employer le glycérolé suivant :

Acétate de plomb.............	50 centigr.
Glycérine pure................	10 grammes.

L'état général sera traité par des dérivatifs sur le tube intestinal. L'insomnie sera combattue par le chloral associé au bromure de potassium, ou par les opiacés.

CONJONCTIVITE GRANULEUSE

SYMPTOMES PRINCIPAUX

Présence de granulations néoplasiques à la face interne des paupières, s'étendant bientôt aux culs-de-sac et à la conjonctive bulbaire qui s'enflamme, s'épaissit, et amenant une irritation chronique de la cornée qui se couvre bientôt d'un pannus granuleux plus ou moins étendu. Sécrétion peu abondante, mais gluante et agglutinant les cils en forme de pinceau. Ptosis caractéristique des paupières. Sentiment de gravier. Photophobie. Affection essentiellement chronique, contagieuse, pouvant prendre temporairement une marche aiguë.

TRAITEMENT

Au début, des collyres astringents puissants pourront arrêter le développement de la maladie.

Sulfate de cuivre.............	50 centigr.
Glycérine pure................	10 grammes.

(Formule belge).

Une à deux gouttes par jour.

Acétate neutre de plomb......	2 grammes.
Glycérine pure................	10 —

(Dr Gillet de Grandmont).

Les lotions antiseptiques (voy. plus haut) seront très fréquentes dans les vingt-quatre heures.

Quelquefois on cautérise les granulations avec

le crayon de sulfate de cuivre ou de nitrate d'argent mitigé.

Contre les granulations très chroniques, on emploiera les lotions de la face interne les paupières avec la solution :

Graines de jéquirity broyées..	5	grammes.
Eau ordinaire.................	100	—

(Dr de Wecker).

Cette lotion sera faite, à l'aide d'un pinceau, par le médecin qui surveillera l'inflammation intense que développe cette médication. Elle sera répétée plus ou moins souvent les premiers jours. Ultérieurement, elle pourra être faite sans danger et avec grand succès tous les jours et très longtemps, jusqu'à résorption absolue des granulations (Dr Gillet de Grandmont).

CONJONCTIVITE PHLYCTÉNULAIRE

SYMPTOMES PRINCIPAUX

Apparition d'une ou de plusieurs phlyctènes ou vésicules blanchâtres sur la conjonctive, principalement au pourtour de la cornée, et accompagnées de vaisseaux conjonctivaux se rendant à la phlyctène, qui devient ainsi le sommet d'un triangle vasculaire; souvent peu de photophobie, excepté lorsque la cornée est envahie: plus de gêne que de douleur. Se rencontre surtout chez les enfants lymphathiques.

TRAITEMENT

Cautérisation du sommet de la ou des phlyctènes par le fer rouge après insensibilisation de l'œil par la cocaïne, ou bien projection de calomel à la vapeur, soit à l'aide d'un pinceau, soit par l'insufflation, ou d'acide borique ou introduction entre les paupières d'une petite quantité de l'une des pommades suivantes :

Oxyde rouge d'hydrargyre obtenu par voie humide...........	25	centigr.
Vaseline pure.................	10	grammes.

ou :

Précipité rouge..............	25	centigr.
Camphre.....................	10	—
Axonge......................	4	grammes.

(Dr Desmarres père).

ou :

Précipité rouge................	10	centigr.
Camphre.....................	25	—
Huile de cade................	25	—
Vaseline	10	grammes.

(Dr Galezowski).

Traitement général contre le lymphatisme.

CONJONCTIVITE PURULENTE

SYMPTOMES PRINCIPAUX

Brusque invasion. Aggravation rapide. Contagion souvent démontrée. Tuméfaction et rougeur des paupières, s'étendant souvent jusque sur les joues. Sécrétion purulente ou séro-purulente abondante, incessante, s'écoulant entre les paupières; culs-de-sac remplis de masses fibrineuses purulentes; chémosis et ecchymoses conjonctivales; cornée plus brillante et comme étranglée par l'épaississement lardacé de la conjonctive. Douleurs profondes et cuissons vives. Photophobie intense, fièvre, anorexie, perte de sommeil. Menace de complications vers la cornée.

TRAITEMENT

Traitement du Dr Gillet de Grandmont

Lotions antiseptiques chaudes dès le début. (*Voy. Conjonct. catarrhale*). Exposer les yeux toutes les trois ou quatre heures aux vaporisations d'une solution phéniquée à 5 p. 100, produites par l'appareil de Lister. Pour combattre le gonflement des paupières : bains de sudation générale suivis de douche froide ou d'emmaillottement, et fumigations des yeux avec décoction de fleurs de sureau et tête de pavot; contre la suppuration on fera des lotions et mieux des irrigations avec la solution suivante, et on en appliquera des compresses :

Bichlorure d'hydrargyre......	25	centigr.
Alcool	50	grammes.
Eau	500	—

Dans l'intervalle des lotions ou fumigations, les culs-de-sac seront bourrés de la pommade de vaseline phéniquée au 1/300 (Voy. *Conjonct.*

catarrhale). Pour combattre la photophobie, on instillera le collyre d'atropine (Voy. *Conjonct. simple*). Contre la sécrétion exagérée, on emploiera les collyres astringents :

Acétate neutre de plomb........	1 gramme.
Glycérine pure	10 —

(Dr Gillet de Grandmont).

ou les cautérisations de la face interne des paupières avec la solution argentique que l'on neutralisera immédiatement par l'eau salée :

Nitrate d'argent cristallisé.....	1gr,50
Eau distillée..................	50 grammes.

(Dr Abadie).

Contre les menaces de sphacèle de la cornée au début, on emploiera le collyre d'ésérine au 1/200 (Dr de Wecker).

CONJONCTIVITE SIMPLE

SYMPTOMES PRINCIPAUX

Hypérémie de la conjonctive bulbaire et palpébrale. Sécrétion lacrymale augmentée. Sentiment de corps étranger entre les paupières, et photophobie.

TRAITEMENT

Cette affection est souvent causée par la présence d'un corps étranger entre les paupières; il faut donc s'assurer s'il n'y a rien sur la conjonctive ou dans les culs-de-sac. Pour faciliter cet examen en enlevant la photophobie et faisant disparaître le spasme de l'orbiculaire, instiller deux gouttes du collyre suivant :

Chlorhydrate de cocaïne	25	centigr.
Eau distillée	5	grammes.
Bichlorure d'hydrargyre........	1	milligr.

(Dr de Wecker).

Pour calmer la sensation si pénible causée par le frottement de la paupière supérieure dont les papilles hyperhémiées jouent le rôle de corps étranger, on introduira sous les paupières gros comme un pois de vaseline pure.

Si la photophobie persiste, on instillera une goutte du collyre suivant :

Sulfate neutre d'atropine	5 centigr.
Eau distillée..................	10 grammes.

Pour combattre l'hyperhémie conjonctivale, le Dr Gillet de Grandmont conseille des lotions astringentes faibles :

Acide phénique..........	ãã 50 centigr.
— salicylique........	
Alcool à 90°..............	25 grammes.
Eau	100 —

Une cuillerée par verre d'eau tiède.

Des collyres astringents faibles; comme le suivant, pourront être utilisés avantageusement :

Sulfate d'alumine	25 centigr.
Eau de laurier-cerise..........	20 grammes.
Eau distillée..................	60 —

Dix gouttes pour un verre d'eau.

CONTUSION DES PAUPIÈRES

ET DU GLOBE. — ECCHYMOSES

SYMPTOMES PRINCIPAUX

Gonflement brusque avec coloration violacée. Douleur au toucher.

TRAITEMENT

1° Compresses résolutives imbibées de :

Alcoolat de mélisse ...... — d'arnica.......	āā	5 grammes.
Sous-acétate de plomb liquide		V gouttes.
Eau distillée...............		100 grammes.

2° Cataplasmes frais ou compresses arrosées de teinture d'écorce d'*hamamelis Virginica* étendue de partie égale d'eau (Dr Campardon).

3° A l'intérieur :

Teinture de feuilles d'hamamelis : 5 à 10 gouttes par jour en deux fois (Dr Campardon).

COQUELUCHE

SYMPTOMES PRINCIPAUX

Toux convulsive revenant par accès à intervalles indéterminés. Ces quintes consistent en une série d'expirations très courtes, suivies d'une inspiration longue, sifflante, sonore, s'accompagnant d'une congestion considérable de la face et se terminant souvent par le rejet de mucosités filantes.

TRAITEMENT

Traitement du Dr J. Simon

Dans la première période, période aiguë, traiter le malade comme pour une bronchite quinteuse (boissons chaudes, révulsifs, papiers Fayard, Wlinsi) etc., etc., et, en même temps, dans une potion de 120 grammes mettre :

Teinture de belladone....	ãã 10 grammes.
Alcoolature de racine d'aconit................	
Eau de laurier-cerise....	

5.

On peut remplacer l'eau de laurier-cerise par du sirop de lactucarium, 30 grammes.

A prendre cette potion par cuillerées à café d'heure en heure pendant dix jours.

La période convulsive s'établira : prescrire alors un vomitif une ou deux fois par semaine, lorsqu'on sentira la poitrine ronfler sous la main.

En même temps continuer la potion de la première période en supprimant l'eau de laurier-cerise, c'est-à-dire :

Teinture de belladone.... Alcoolature de racine d'aconit....................	ãã 10 grammes.

5 gouttes le matin, 5 gouttes le soir pour un enfant au-dessus de deux ans.

Puis 15 gouttes en trois fois, 20 gouttes en quatre fois.

En divisant ainsi le médicament, on augmente jusqu'à ce que la quinte soit presque tombée. Si la pupille se dilate, si le visage de l'enfant devient rouge après l'absorption du médicament, on suspend pour reprendre quand tout sera rentré dans l'ordre.

Le café sera ordonné, il combattra un peu l'effet nuisible du médicament.

Ne pas laisser tomber les forces du malade. Le faire manger de suite après un rejet des aliments par le vomissement. Un peu de café noir après un vomissement, en empêchera souvent un nouveau.

Le Dr N. Gueneau de Mussy conseille la préparation suivante :

Sirop de fleurs d'oranger.	45	grammes.
Sirop de codéine........	30	—
Sirop de belladone......	30	—
Sirop d'éther............	15	—
Eau de laurier-cerise....	6	—
Bromure de potassium...	2 à 3	—

Ce médecin combat l'adénopathie bronchique par des badigeonnages de teinture d'iode en avant et en arrière de la poitrine. Café noir ou vert. Hygiène.

Le Dr Dujardin-Beaumetz donne matin et soir dans un verre de lait additionné d'un jaune d'œuf, une cuillerée à dessert ou à bouche, selon l'âge de l'enfant, de la solution suivante :

Bromure de potassium......	2	grammes.
Bromure de sodium.........	4	—

Bromure d'ammonium......	2 grammes.
Eau........................	60 —
Sirop de chloral...........	50 —

Le Dr Moutard-Martin préconise, à toutes les périodes de la coqueluche, les bains d'air comprimé.

Dans le cours de la deuxième période de la maladie, le Dr H. Roger conseille l'usage du sirop suivant, de une à six cuillerées par vingt-quatre heures, suivant l'âge et l'intensité des symptômes :

Sirop de belladone..........	50 grammes.
Sirop de valériane .... }	ãã 25 —
Sirop de digitale.......... }	

Pour les enfants au-dessous de deux ans, le Dr H. Roger commence par demi-cuillerée à café, et on augmente d'une demie tous les jours jusqu'au chiffre de deux cuillerées en vingt-quatre heures.

Pour les coquelucheux de deux à cinq ans, une cuillerée à café le premier jour, puis, jusqu'à six pour les enfants plus âgés. Le sirop sera donné pur ou mélangé avec du sirop de gomme, de violette ou de fleurs d'oranger, dans de l'eau ou du lait.

Lorsqu'il y a difficulté à faire avaler aux enfants une certaine quantité de liquide (cinq ou six cuillerées par jour), on remplace le sirop par la teinture suivante :

Teinture de belladone.....		10 grammes.
Teinture de valériane ou de musc..................	ãã	5 —
Teinture de digitale.......		

Pour les enfants au-dessus de deux ans, commencer par 5 gouttes de ce mélange, et augmenter de 5 par jour jusqu'au chiffre de 30.

Aux coqueluchenx de trois à cinq ans, on donnera depuis 10 gouttes jusqu'à 60, en augmentant de 10 gouttes par quarante-huit heures.

Prises contre la coqueluche (Dr Archambault)

Soufre sublimé et lavé.......		30 centigr.
Sucre de lait pulvérisé.....	ãã	60 —
Iris pulvérisé...............		

Mèlez et divisez en trois paquets.

Un à trois dans les vingt-quatre heures, à la période de déclin de la coqueluche.

Sirop contre la coqueluche (Dr Archambault)

Extrait de belladone........		20 centigr.
Sirop d'opium............	ãã	30 grammes.
Sirop de fleurs d'oranger..		

Faites dissoudre.

Une cuillerée à café matin et soir.

Sirop contre la coqueluche (Prof. Trousseau)

Sirop d'opium............	ãã	20 grammes.
Sirop de oelladone.......		
Sirop de fleurs d'oranger..		
Sirop d'éther.............		

Mêlez.

De 10 à 20 grammes par jour.

Le Dr Baréty (de Nice) conseille de verser dans deux assiettes creuses de l'essence de térébenthine, de manière à les remplir à moitié : on place une des assiettes sous le lit et l'autre dans un coin de la chambre. Les enfants malades dorment dans cette chambre toute imprégnée des vapeurs de l'essence de térébenthine, et y passent une partie de leur journée. L'essence est renouvelée toutes les fois qu'il est nécessaire. L'air est entièrement changé dans la chambre une ou deux fois par jour. Les quintes s'atténuent rapidement, la maladie prend un caractère de grande bénignité, et ne dure guère qu'un mois en moyenne.

CORPS ÉTRANGERS DE LA CORNÉE

SYMPTOMES PRINCIPAUX

Il n'est pas toujours facile d'apercevoir un corps étranger fixé dans la cornée, si l'on n'utilise pas l'éclairage oblique obtenu par la concentration d'un foyer lumineux à l'aide d'une lentille convergente.

TRAITEMENT

Les corps étrangers doivent être enlevés le plus tôt possible; s'ils sont fixés dans l'épaisseur des lames de la cornée, il faut se servir de l'aiguille à discission ; mais il faut, cinq minutes avant de procéder à l'extraction, insensibiliser la cornée à l'aide de quelques gouttes du collyre suivant :

Chlorhydrate de cocaïne.......	25 centigr.
Eau distillée..................	5 grammes.

(Dr Gillet de Grandmont).

CORYZA

(Voir RHINITE)

CROUP

SYMPTOMES PRINCIPAUX

Frissons, état fébrile, céphalalgie, mal de gorge accompagné d'engorgement des ganglions sous-maxillaires, expectoration muqueuse, coryza peu intense, abattement, insomnie, inappétence, amygdales rouges, gonflées, recouvertes de fausses membranes. Voix basse, étouffée, rauque, éteinte, toux fréquente, déchirée, douloureuse, rauque, creuse, suivie d'un sifflement après chaque secousse; respiration sifflante. Murmure vésiculaire affaibli : sifflement laryngo-trachéal. Expectoration, muqueuse contenant quelquefois des débris de fausses membranes tubulées. Accès de suffocation, agitation extrême, menaces d'asphyxie, face bouffie, violacée, puis abattement et calme momentanés. Intelligence nette.

TRAITEMENT

Traitement du croup (Dr J. Simon)

Dès que les fausses membranes de la diphthérie ont gagné le larynx, il faut insister sur les vomitifs, et en particulier sur l'ipéca. Il ne faut pas craindre de le répéter plusieurs fois. Proscrire les sangsues et les vésicatoires. Essayer de modifier les surfaces malades avec un pinceau trempé dans du jus de citron; faire des irrigations toutes les trois heures avec un liquide composé de trois cuillerées à bouche de vinaigre aromatique dans trois verres d'eau. On pourra donner le perchlorure de fer à la dose de deux gouttes toutes les deux heures dans un peu d'eau, et non dans du lait.

Vers six ou sept ans, on administrera, si l'on veut, deux à trois cuillerées à café d'extrait oléo-résineux de cubèbe dans les vingt-quatre heures. Le cou sera frictionné avec de l'huile de jusquiame et le traitement sera complété par des substances alimentaires et toniques : bouillon, café, lait, chocolat. Ne pas donner d'opium.

Traitement de la diphthérie (Dr Delthil)

Faire brûler au milieu de la chambre du malade, toutes les deux heures d'abord, un mélange de goudron de gaz et de térébenthine, dans les proportions de 200 grammes de goudron pour 80 grammes d'essence de térébenthine. Lavages de la gorge jour et nuit, toutes les heures avec de l'eau de chaux et du coaltar étendu d'eau.

Collutoire contre la diphthérie (Dr Vidal)

Acide tartrique	10	grammes.
Hydrolat de menthe	25	—
Glycérine pure	15	—

Faites dissoudre.

A l'aide d'un pinceau trempé dans ce collutoire, on touche toutes les trois heures les plaques diphthéritiques qui se réduisent en une masse pulpeuse diffluente, et qu'on enlève ensuite facilement. Dans l'intervalle des badigeonnages avec l'acide tartrique, on touche les fausses membranes avec du jus de citron. A l'intérieur on prescrit une médication stimulante ; alimentation substantielle et réconfortante.

Traitement de l'angine diphthéritique (Dr Bouchut)

Aux enfants atteints d'angine diphthéritique, on administre un vomitif avec 25 milligrammes de tartre stibié, puis une potion contenant 30 grammes de cognac et 3 grammes de salicylate de soude. On fait en outre de très fréquentes injections sur les fausses membranes avec une émulsion de coaltar au vingtième. Les injections agissent mécaniquement, sont antifermentescibles et désinfectantes. L'alimentation doit être substantielle et réconfortante.

Potion contre la diphthérie (Dr J. Bergeron)

Baume de copahu 50 centigr. à	2	grammes.
Alcool........................	10	—
Hydrolat de menthe..........	100	—
Sirop d'écorces d'oranges amères..........................	20	—

F. S. A. une potion à donner par cuillerées de deux en deux heures, dans la diphthérie non infectieuse, pour favoriser la disparition des fausses membranes. Dans le cas où la potion provoquerait de la diarrhée ou des vomissements, on la supprimerait, afin de ne pas entraver l'alimentation, qui joue un rôle très important dans le rétablissement du malade.

Solution contre la diphthérie (Dr J. Bergeron)

Hydrate de chloral.......	2 à 3	grammes.
Glycérine purifiée........	15 à 20	—

Faites dissoudre.

Toutes les deux heures, on badigeonne la région enflammée avec cette solution. A l'intérieur le malade prend, chaque heure, une cuillerée de sirop de quinquina additionné, pour 60 grammes, de 30 centigrammes d'hydrate de chloral.

Le Dr Ferrand emploie de préférence, comme collutoire, un mélange de glycérine et de borax, ou encore une solution acidule (acide chlorhydrique), ou alcaline (eau de chaux), ou neutre (sulfate de soude), le tout très dilué. Le passage de l'un à l'autre de ces moyens lui paraît devoir exercer une heureuse influence sur la maladie.

Médication topique dans la laryngite diphthéritique chez l'adulte (Professeur Jaccoud)

Deux fois par jour au moins, ramonage vigoureux du larynx au moyen de l'éponge imbibée de solution argentique; le doigt indicateur servant de guide : cette opération peut être pratiquée à l'aveugle, sans laryngoscope; dans l'intervalle, pulvérisations alternatives d'eau de chaux et de tannin; donner en même temps à l'intérieur le vin de quinquina à hautes doses et le perchlorure de fer dans de l'eau, de manière à ce que la dose quotidienne soit au moins de cinquante gouttes : pour boisson de l'eau vineuse, ou de l'eau de Vichy, selon la constitution du malade.

Potion contre la diphthérie (Dr Cadet de Gassicourt)

Eau distillée..................	90	grammes.
Sirop de framboises...........	30	—
Chlorate de potasse...........	6	—

De une à trois cuillerées à bouche par vingt-quatre heures, suivant l'âge de l'enfant.

Autre (Dr Sanné)

Julep gommeux...............	120	grammes.
Oléo-résine de cubèbe 50 cent. à	2	—

A prendre par cuillerées à soupe toutes les deux heures, autant que possible au moment des repas.

CYSTITE

CYSTITE AIGUË

SYMPTOMES PRINCIPAUX

Douleur et chaleur continues et vives dans la région hypogastrique, pesanteur et extension du périnée, douleur à l'extrémité de la verge; efforts réitérés, pénibles et souvent inutiles pour uriner; érections fréquentes et douloureuses; urines claires d'abord, puis devenant troubles, rougeâtres, et s'accompagnant d'une chaleur brûlante; fièvre concomitante, souvent avec sueurs urineuses.

TRAITEMENT

Traitement du Dr Diday

Boire trois à quatre fois par jour un grand verre de tisane de lin émulsionné d'orgeat, de manne, de feuilles d'oranger, de queues de cerise, d'eau d'Evian ou de Vittel.

Appliquer au bas des reins un emplâtre stibié de $0^{m},10$ de côté : ne l'ôter que quand il aura produit quelques boutons ; surtout résister à l'envie de pousser fortement les dernières gouttes d'urine. Délayer dans un verre de tisane, et prendre trois fois par jour un des paquets suivants :

Sucre pulvérisé.............	15 grammes.
Poudre de feuilles de jusquiame..................	2 —

Mêlez et faites vingt paquets.

On fait en même temps des onctions au périnée avec une pommade belladonée, ou un suppositoire rectal avec $0^{gr},1$ ou $0^{gr},2$ d'extrait de belladone. Pendant la matinée, à jeun, boire toutes les demi-heures une cuillerée à bouche de : infusion de feuilles de jusquiame 3 grammes dans 100 grammes d'eau bouillante. Cessez, si avant la fin de la dose le malade se plaint d'une sécheresse de la gorge ou d'un peu d'assoupissement. En quelques heures, il y a presque toujours du soulagement, parfois une guérison complète. Si cette dose ne produit pas un effet semi-toxique, faire prendre le lendemain une infusion avec 4 ou 5 grammes de jusquiame (Le café est l'antidote de la jusquiame).

CYSTITE CANTHARIDIENNE

SYMPTOMES PRINCIPAUX

Quelques heures après l'application d'un vésicatoire, les malades éprouvent des envies fréquentes d'uriner, ils ressentent une douleur au périnée et une légère douleur au méat immédiatement après l'expulsion de la dernière goutte d'urine. Celle-ci est mélangée à de petites boulettes molles constituées par de fausses membranes.

TRAITEMENT

Préventif. — Faire très fortement camphrer le vésicatoire : interposer entre lui et la peau un papier Joseph huilé : ne laisser le vésicatoire en place que jusqu'à ce que la peau frise. Compléter ensuite l'ampoule avec un cataplasme de farine de graines de lin.

Curatif. — Cataplasmes de farine de graines de lin sur le bas-ventre.

CYSTITE CHRONIQUE

SYMPTOMES PRINCIPAUX

Pesanteur, gêne au périnée, besoin fréquent d'uriner qu'on ne satisfait pas ou qu'avec peine ; urines jaunes déposant un mucus abondant semblable au blanc d'œuf, quelquefois du pus ou de la matière blanchâtre qui a fait croire à la présence du sperme ; amaigrissement, teinte jaune de la peau.

TRAITEMENT

Prendre matin et soir gros comme un noyau de cerises, dans du pain azyme, de la préparation suivante :

Térébenthine...............	15 grammes.
Camphre...................	1 —
Extrait de jusquiame	15 centigr.

(Dr Diday).

M. S. A.

Thompson prescrit avec grande utilité la mixture suivante :

Feuilles de busserolle (uva ursi)...........	āā 50 à 60 grammes.
Racines de pareira brava.	

Faites bouillir ensemble dans un litre et demi d'eau. Réduisez à un litre, filtrez. En prendre 60 à 90 grammes par jour. On peut, si on le désire, y ajouter après refroidissement un peu de teinture de bucco.

Pour empêcher le développement des urines ammoniacales, le professeur Gosselin prescrit :

Acide benzoïque.......	1 à 3	grammes.
Glycérine neutre.......	4 à 6	—
Julep gommeux............	150	—

On débute par 1 gramme d'acide benzoïque, et on arrive rapidement à 3 et à 4 grammes par jour. On peut même atteindre 6 grammes chez beaucoup de sujets, sans autre inconvénient qu'une certaine sécheresse de la gorge. Le résultat qui consiste dans la neutralisation ou l'acidité des urines, se fait sentir au bout de sept à huit jours en moyenne.

DELIRIUM TREMENS

SYMPTOMES PRINCIPAUX

Perte d'appétit; sommeil léger, court, troublé par des songes et des visions; face hébétée, vomissements bilieux, tremblement, délire accompagné d'hallucinations, d'une agitation extrême, parfois de fureur et de tendance au suicide.

TRAITEMENT

Traitement du délirium tremens (Prof. Ball et Dr Chambard)

Pour les malades jeunes et robustes, exempts de signes de dégénérescence héréditaire, les vins généreux de Bagnols, Xérès, Malaga à doses modérées, les injections sous-cutanées d'opium (0gr,05 d'extrait dissous dans la glycérine) soutiennent les forces et calment l'agitation.

Lorsqu'ils sont faibles, fils d'alcooliques, ou lorsqu'ils sont atteints d'affection cardiaque et pulmonaire qui retardent l'élimination du toxique qui les imprègne, on cherche à régulariser la circulation au moyen de la digitale. On essaie de calmer le délire par les opiacés et relever les forces par les toniques et les stimulants diffusibles, tels que le quinquina, l'alcool à doses très modérées, et les préparations ammoniacales. Enfin quand le délirium tremens est fébrile, et accompagné d'un état général typhoïde, on renonce extrêmement aux narcotiques, pour ne recourir qu'au traitement tonique. Aux aliments de facile digestion, on joint, à titre d'adjuvants, le quinquina, l'alcool, et si l'agitation est très vive, les antispasmodiques, tels que le camphre, le musc et l'éther.

Le Dr Luton (de Reims), préconise contre le délirium tremens, la noix vomique ou ses préparations, ou le sulfate de strychnine.

S'il prescrit le sulfate de strychnine sous forme d'injections hypodermiques, il en injecte un demi-centigramme à la fois, et renouvelle l'injection trois fois dans la journée : s'il donne les sels de strychnine à l'intérieur il fait prendre jusqu'à 0gr,03 de sulfate de strychnine en plusieurs fois dans la journée ou bien 0gr,15 à 0gr,20 d'extrait de noix vomique, ou bien de 4 à

8 grammes de teinture alcoolique de cette même substance. Il professe l'opinion que les doses insuffisantes ne produisent que des résultats douteux.

DIABÈTE SUCRÉ

GLYCOSURIE

SYMPTOMES PRINCIPAUX

Soif immodérée, exagération de la sécrétion urinaire. Urine blanchâtre déviant à droite la lumière polarisée, et contenant en quantité plus ou moins considérable de la glycose. Exagération de l'appétit. Émaciation très grande. Presbytie prématurée. Gangrènes spontanées.

TRAITEMENT

Alimentation aussi azotée que possible, donc régime très animalisé, associé à une certaine proportion de végétaux herbacés. Le professeur Trousseau conseille l'usage des fruits rouges :

à leur défaut il permet les autres fruits, les poires, les pommes et même le raisin.

Pain de froment ou de seigle.

Alcalins à doses modérées, huit à dix jours de suite chaque mois. Rhubarbe à la dose de $0^{gr},15$, $0^{gr},20$, $0^{gr},25$ donnés à chaque repas pendant huit autres jours du mois.

M. J. Hunt a constaté que sous l'influence de l'ergot la quantité d'urine diminue, ainsi que son poids spécifique. L'état général s'améliore et le sucre disparaît après plusieurs semaines de traitement. Il commence par 4 grammes d'extrait liquide d'ergot trois fois par jour et augmente progressivement. Il en a donné jusqu'à 30 grammes par jour sans amener de troubles appréciables au pouls et à l'ophthalmoscope. Le malade était astreint au régime suivant : viande rôtie, légumes verts, pain de gluten, un demi-litre de lait et un litre de bouillon.

Une autre médication qui donne de bons résultats consiste à donner le polybromure à la dose de 2 à 4 grammes par jour et d'insister sur l'hygiène et la gymnastique.

Contre le développement d'un champignon

qui naît dans le sillon préputial chez les diabétiques le Dr O. Simon recommande de se laver le prépuce après chaque urination, et de faire usage de la poudre antiseptique suivante :

Oxyde de zinc...........	} āā	25 grammes.
Amidon....................		
Acide salicylique...........		1 —

Traitement du professeur Jaccoud

Au début, suppression absolue des féculents et du sucre. Alimentation composée de viandes rôties, œufs, bouillon en petite quantité. Pain remplacé par du pain de gluten ou du pain de son. Pour boisson, vieux vin rouge de Bourgogne, coupé soit avec de la macération de quinquina, soit avec de l'eau de Vichy. Proscrire les vins blancs, le vin de Champagne, l'eau de Seltz.

Gymnastique, marche, frictions, massage, bains de vapeur.

Quand le traitement ne réussit pas, il ordonne du sulfate de strychnine dissous dans l'eau distillée, en proportion telle que 5 grammes de liquide, c'est-à-dire une cuillerée à café, contiennent 5 milligrammes de sel : on fait prendre cette solution dans 50 à 60 grammes de sirop d'écorces d'oranges : on commence par une dose quotidienne de 0gr,005 (une cuillerée à café), et on arrive selon l'effet produit et selon la tolérance, à 0gr,02, à 0gr,025 (quatre, cinq cuillerées à café).

DYSENTERIE

SYMPTOMES PRINCIPAUX

a. *Sporadique.* — Coliques. Besoins de défécation extrêmement fréquents : selles peu abondantes, pas douloureuses, blanches, floconneuses ou bien sanguinolentes, et mêlées à des concrétions membraneuses, à du sang pur, à de la bile, à des gaz, mais rarement puriformes.

Symptômes généraux nuls.

b. *Épidémique.* — Malaise général, lumbago, céphalalgie, troubles de la digestion, frissons. Douleurs abdominales, tantôt limitées à l'S iliaque du côlon en remontant le long de cet intestin ; d'autres fois mobiles, générales, se concentrant dans la fosse iliaque ou derrière le rectum. Envies de plus en plus fréquentes d'aller à la garde-robe, et le plus souvent illusoires. Les selles consistent en très petite quantité d'un mucus épais, glaireux, de couleur variable ; puis plus tard ce sont des mucosités vertes, jaunâtres, poracées, floconneuses, fétides et nauséabondes, mêlées parfois de concrétions pseudo-membraneuses, qui recouvrent les ulcères, ou des lambeaux de muqueuse détachés, déchiquetés, ce qui donne aux évacuations une ressemblance à du frai de grenouille ou à de la lavure de chair, chaque évacuation est accompagnée d'une douleur atroce à l'anus : c'est une sensation de cuisson ou de brûlure intolérable. Dysurie, ténesme vésical. Sécrétion urinaire presque suspendue. Appétit nul, soif très vive. Vomissements fréquents, ventre tendu, ballonné, douloureux à la pression. Région anale rouge, tuméfiée, avec sentiment de chaleur et sensation de corps étrangers. Pouls fréquent, petit, serré, misérable, filiforme, yeux caves. Peau sèche, rude. Hoquet presque continuel. Insomnie opiniâtre. Œdème des membres inférieurs. État de faiblesse très prononcé.

TRAITEMENT

Traitement de la dysenterie épidémique (Professeur Trousseau)

Au début, ipécacuanha à doses vomitives, 3 grammes divisés en quatre paquets, à prendre à dix minutes d'intervalle jusqu'à ce que l'on ait obtenu des vomissements. A partir du lendemain et souvent le soir même, donner un sel neutre (sulfate de soude, sulfate de magnésie) à la dose de 15, 20, 25 grammes, dose qui doit être répétée dans le courant des vingt-quatre heures; continuer à en donner jusqu'à ce que les garde-robes ne contiennent plus de matières glaireuses sanguinolentes et soient devenues diarrhéiques.

Concurremment, on donne des lavements cathérétiques et caustiques avec le nitrate d'argent, le sulfate de cuivre ou le sulfate de zinc.

La dose est de 0gr,5 à 0gr,10 de nitrate d'argent pour 125 grammes d'eau chez un enfant; de 0gr,20 à 0gr,75 pour 200 grammes d'eau, chez un adulte. Les sulfates de cuivre et de zinc se donnent à la dose de 0gr,05 pour un enfant, de 1 gramme pour les adultes. Ces lavements sont réitérés deux ou trois fois dans les vingt-quatre heures. Ils doivent être conservés autant que possible. Pour cela il faut avoir soin, avant de les administrer, d'en donner un d'eau pure qui sera rejeté, et de pousser lentement l'injection du second.

Potages, panades épaisses, boissons féculentes ; décoction d'orge, de riz : eau albumineuse, décoction blanche de Sydenham.

Le Dr Pugliese (de Tarare) considère le calomel comme le médicament antidysentérique vrai.

Il administre le calomel seul, par doses divisées, mais non fractionnées, $0^{gr},10$ pour un paquet. En prendre une toutes les heures ou toutes les deux heures suivant le cas, et cela jusqu'à onze ou quinze. Comme adjuvant, le Dr Pugliese emploie les toniques, le café, le vin généreux, le quinquina, etc.

DYSPEPSIE

SYMPTOMES PRINCIPAUX

a. *Locaux*. — Douleur épigastrique quelquefois vive, dilacérante, quelquefois consistant en une sensation pénible, en une pesanteur à l'épigastre. Souvent éructations gazeuses, nidoreuses, âcres, amères et très désagréables : parfois douleur brûlante, atroce, au creux de l'estomac (pyrosis). Souvent perversion du goût. Les malades mangent les choses les plus étranges ou les plus indigestes. Quelques malades éprouvent une sensation de sécheresse dans la gorge avec constriction du pharynx et de l'œsophage, qui constitue la dysphagie nerveuse. Nausées, vomissements, borborygmes, constipation.

b. *Généraux*. — Anémie, dysménorrhée, aménorrhée, hystérie, hypochondrie, troubles des facultés intellectuelles.

TRAITEMENT

Potion contre la dyspepsie flatulente (Dr Audhoui)

Eau commune..................	100 grammes.
Eau distillée de menthe......	30 —
Sirop de sucre...............	20 —
Acide sulfurique dilué........	XII gouttes.

Potion antidyspeptique (Dr Fonssagrives)

Magnésie calcinée............	4 grammes.
Eau de chaux.................	60 —
Hydrolat de menthe...........	60 —
Sirop de fleurs d'oranger.....	30 —

F. S. A. une potion donnée par cuillerées dans la dyspepsie flatulente avec sentiment de brûlure à l'épigastre, et rejet de mucosités acides.

Élixir peptogène (Dr Dujardin-Beaumetz)

Dextrine.....................	10 grammes.
Rhum.........................	20 —
Sirop de sucre...............	60 —
Eau..........................	120 —

Quand la dyspepsie s'accompagne d'une sorte de fermentation des aliments et d'un rapide dégagement de gaz après les repas, aucun remède, selon Wils, n'agit mieux que le chloroforme à la dose de quinze à vingt gouttes dans un peu d'eau sucrée. Au bout de quelques minutes les gaz sont expulsés de l'estomac et la fermentation est arrêtée.

Contre cette maladie, on pratique aussi le lavage de l'estomac à l'aide du tube Faucher.

Dans la dyspepsie liée à la chlorose, on enverra les malades aux eaux de Spa, de Schwalbach, de Pougues, de Bussang, de Forges, de Passy.

Dans les dyspepsies flatulentes se servir des eaux de Niederbronn, Forbach, Seltzers, Plombières, Bagnères de Bigorre.

Hydrothérapie, bains de mer.

Le professeur Trousseau recommandait de prendre après chaque repas un petit verre d'anisette fine de Hollande.

ECTHYMA

SYMPTOMES PRINCIPAUX

Pustules larges, ordinairement discrètes, à base enflammée, auxquelles succède une croûte plus ou moins épaisse qui laisse après sa chute une surface rouge, et une cicatrice très superficielle.

Ces pustules peuvent se rencontrer sur toutes les parties du corps, mais principalement sur les membres, les épaules, les fesses, le cou et la poitrine, et donnent lieu, quand elles sont agglomérées, à une croûte souvent épaisse et noirâtre.

TRAITEMENT

Émollients, bains simples dans les cas légers.

Pommade contre l'ecthyma (Prof. Hardy)

Axonge..................		30 grammes.
Minium................	} āā	1 —
Cinabre...............		

Sparadrap contre l'ecthyma (Vidal)

Emplâtre diachylon.........	26 grammes.
Minium.....................	2gr,50
Cinabre....................	1 ,50

F. S. A.

ECZÉMA

SYMPTOMES PRINCIPAUX

La peau rougit, s'enflamme, se tuméfie : elle est plutôt le siège d'une chaleur brûlante que d'un prurit : elle est rude au toucher, se couvre d'une foule de petites vésicules qui, si elles ne se rompent pas, acquièrent en deux ou trois jours le volume de la tête d'une épingle, et se remplissent d'une sérosité d'abord limpide et transparente, puis trouble et laiteuse. L'humeur qui s'échappe des vésicules rompues est terne, âcre, irritante, et enflamme la peau qui s'excorie et devient très douloureuse ; ce liquide tache et raidit le linge, il exhale une odeur très désagréable. Des squames jaunâtres et croûteuses plus ou moins humides et adhérentes, se forment à la surface de la peau enflammée. Quand l'éruption est terne, il peut y avoir quelques phénomènes fébriles. Dans l'*eczéma impetiginodes* l'éruption des vésicules est accompagnée de rougeur, de douleur, de chaleur et de cuisson. Souvent démangeaison très vive : la peau devient rouge, rude, gercée : il se forme des squames jaunâtres, molles, croûteuses analogues aux croûtes de l'impétigo.

L'eczéma passe quelquefois à l'état chronique.

TRAITEMENT

Sirop contre l'eczema arthritique (Dr Bazin)

Sirop de fumeterre..........	500	grammes.
Bicarbonate de soude........	10	—

Une cuillerée matin et soir, une heure avant le repas.

Pilules contre l'eczéma herpétique

Arséniate de fer.................	5 milligr.
Extrait de douce-amère...........	5 centigr.

F. S. A. De 2 pilules à 25 et 30.

Traitement de l'eczéma aigu (Professeur Fournier)

Dans la période phlegmasique combattre les phénomènes inflammatoires par : — 1° Lotions avec la guimauve, l'amidon, le son ou même simplement l'eau froide; — 2° Bains tempérants, simples ou additionnés de son, de gélatine ou d'amidon; ils doivent être pris tous les jours, puis à des intervalles plus espacés. La température ne doit pas dépasser 30 à 32° au plus, sous peine de devenir excitante : trente à quarante minutes suffisent largement; — 3° Cataplasmes de fécule froids; — 4° Enveloppement des parties atteintes avec le caoutchouc : ne pas serrer, et laisser un certain espace, afin que l'exhalation séreuse puisse se faire librement; — 5° L'occlusion doit être aussi parfaite que possible. Elle doit être intermittente. Ainsi, on applique l'appareil à plusieurs reprises dans la journée et pendant plusieurs heures ou même pendant la nuit seulement. Si l'odeur du caoutchouc incommode le malade, on se servira du taffetas ciré. S'abstenir de toute pommade. Il faut surveiller bien attentivement le passage de l'affection à la période phlegmasique.

Traitement de l'eczéma aigu (Dr Hillairet)

1° Pendant la vésiculation et le suintement : poudre d'amidon : s'abstenir des bains, des pommades, des cataplasmes, et d'une manière générale de tous les topiques gras et humides.

2° Quand les croûtes sont formées : cataplasmes d'amidon cuit, refroidis : bains d'amidon avec modération.

3° Pendant la desquamation : pommades inertes, d'après les formules suivantes :

Oxyde de zinc	2 grammes.
Axonge	30 —

Calomel	2 grammes.
Axonge	30 —

Sous-nitrate de bismuth	3 grammes.
Axonge	30 —

Le Dr Hilairet recommandait encore le glycérolé d'amidon et les bains d'amidon.

Traitement de l'eczéma des enfants (Dr Besnier)

1° Détacher les croûtes avec l'huile, les cataplasmes de fécule, les pulvérisations à vapeur.

2° Onctions trois fois par jour avec :

Axonge........................	50 grammes.
Oléate de zinc	5 —

Mêlez.

3° Quand l'eczéma amélioré reste stationnaires, faire des lotions avec :

Liniment oléo-calcaire frais ...	100 grammes.
Liqueur de Van Swieten......	5 —

Mêlez.

4° Traitement général tonique. Huile de foie de morue. Séjour à la campagne. Éviter les refroidissements.

Traitement de l'eczéma chronique (Prof. Fournier)

Dans tous les cas chroniques, il faut essayer le traitement de l'état aigu pour en mesurer l'effet. Ainsi on commencera par les lotions, les fomentations et l'emmaillottement au caoutchouc, puis on ordonnera quelques douches de vapeur, les douches froides, les bains alcalins. Si cela ne réussit pas, on aura recours aux irritants locaux capables de faire passer à l'était aigu les surfaces atteintes d'inflammation chronique. On pourrait employer d'abord :

Glycérolé d'amidon	30 grammes.
Goudron	15 —

ou bien

Huile d'amandes douces ..	30 grammes.
Huile de cade	10 à 15 —

Si ces doses sont encore insuffisantes, on aura recours à l'huile de cade ou au goudron pur. Pour employer l'huile de cade, on en imbibera une flanelle dont on frictionne d'abord et dont on enveloppe ensuite la surface malade. Pour le goudron on se sert d'un pinceau pour faire les badigeonnages. Comme succédanés, on a proposé la teinture d'iode, les pommades mercurielles (onguent citrin, la pommade de Wilson).

Si cependant l'affection résiste, on se sert d'irritants plus actifs. On taille une flanelle de la largeur de la surface eczémateuse, puis, sur cette flanelle, on étend une couche de savon vert ou de savon de potasse de l'épaisseur d'une lame de couteau, et on en recouvre la partie malade. Au bout de quelques jours, il se produit une dermite intense qui se calme par des compresses de guimauve, de poudre d'amidon, et par l'enveloppement au caoutchouc. Si enfin l'eczéma n'a pas encore cédé, il faudra alors avoir recours soit à des lotions de sublimé à la dose de 0gr,25, 0gr,35 et 0gr,40 pour 30 grammes d'eau, soit à la solution d'Hebra qui contient une partie de potasse caustique pour deux parties d'eau distillée. On l'applique avec un pinceau sur la surface eczémateuse que l'on recouvre de compresses froides. On répète l'application après quelques jours, et rarement ils est besoin de plus de douze applications semblables.

Comme médication interne de la diathèse, il y a au premier rang les dépuratifs, les végétaux, les amers; au second rang l'arsenic : la dose active est pour la liqueur de Fowler de 12 gouttes au minimum et arriver rapidement à 15, 20 et 25 gouttes, pour l'arséniate de soude de 0gr,01, 0gr,02, 0gr,03, 0gr,04 par jour et progressivement. Il faut le donner longtemps, c'est-à-dire pendant des mois, en ayant soin d'interrompre de temps en temps, toutes les trois semaines par exemple, et administrer alors si on veut un purgatif.

Quand l'eczéma n'existe plus, il faut encore de temps en temps, par exemple deux à trois fois par an, reprendre l'arsenic, et cela pendant plusieurs années.

Les deux tempéraments qui favorisent le plus l'eczéma, sont le tempérament lymphatique et le traitement arthritique. On cherchera à corriger le premier par l'usage de l'iodure de fer (3 à 6 cuillerées de sirop par jour), par l'huile de foie de morue et les amers ; contre le second on ordonnera l'arsenic, le bicarbonate de soude, les eaux minérales alcalines. Vie calme, régulière, régime sobre. S'abstenir de poissons de mer, de coquillages, de charcuterie, des alcooliques. Éviter les bains souvent répétés ou trop prolongés, l'air de la mer, les températures extrêmes.

Traitement de l'eczéma des parties génitales (Dr Chéron)

Chlorate de potasse...........	50 grammes.
Laudanum de Sydenham.......	30 —
Aqua fontis..................	1 litre.

On fait tiédir cette solution au bain-marie, et après avoir lotionné avec une petite éponge, on imbibe des compresses, et on les laisse appliquées après les avoir recouvertes d'une toile gommée.

Lorsque l'eczéma présente une surface rouge très enflammée, on donne à la malade des bains de siège avec 200 grammes de feuilles de morelle et 200 grammes de son, et on répète ces bains de siège jusqu'à extinction complète de l'inflammation : de plus on fait faire à la malade des applications de poudre de carbonate de chaux tous les soirs avant de se coucher, et l'on maintient cette craie préparée à l'aide d'un cataplasme de fécule de pomme de terre. Lorsque l'inflammation est tombée, on recommence les applications de chlorate de potasse laudanisé, jusqu'à disparition complète de l'éruption.

EMPHYSÈME PULMONAIRE

SYMPTOMES PRINCIPAUX

Dyspnée avec moments d'exacerbation. Déformation du thorax; effacement du creux sus-claviculaire. Résonnance très exagérée de la poitrine. Diminution du bruit respiratoire. Râle sifflant, ronflant, sonore. Douleurs de poitrine. Toux tantôt continue, tantôt intermittente. Crachats mousseux aérés, ou bien épais, opaques, peu aérés et non pelotonnés.

TRAITEMENT

Pilules contre l'emphysème pulmonaire (Glower)

Thé.................... }	āā 10 grammes.
Lierre terrestre.......... }	
Bouillon blanc.............	5 —
Iris de Florence...........	2gr,50
Eau bouillante.............	225 grammes.

Infusez, filtrez et ajoutez :

Sirop d'érysimum...............	30	grammes.
Sirop de Tolu.................	15	—
Rhum.........................	30	—
Teinture de cannelle..........	1	—

A donner dans les vingt-quatre heures.

En cas de dyspnée très prononcée avec d'abondants râles muqueux, on administre l'ipéca à dose vomitive. Bains d'air comprimé. Inhalations d'oxygène.

ENDOCARDITE

SYMPTOMES PRINCIPAUX

Gêne pénible, sorte de malaise sourd et profond avec un peu de dyspnée. Palpitations fréquentes, battements du cœur superficiels et souvent visibles. Frémissement vibratoire; matité précordiale augmentée.

A l'auscultation, au début, éclat métallique du premier bruit et prolongement de ce bruit. Puis souffle véritable, doux, léger, ou bien fort, rude et passant aux bruits de lime, de râpe ou de scie. Bruit de souffle systolique prolongé (bruit paradoxal du Dr C. Paul).

Pouls fréquent, à rhythme irrégulier, avec des intermittences et des inégalités dans les pulsations consécutives. Il a surtout des fausses intermittences.

Teinte violacée de la face, des genoux et des mains, et œdème des membres inférieurs.

TRAITEMENT

Le Dr C. Paul conseille la teinture de digitale à la dose de 20 gouttes répétées deux fois dans la journée ; on peut aller progressivement jusqu'à 4 grammes.

Suspendre au bout de trois à quatre jours puis reprendre.

Tartrate ferrico-potassique, vin de quinquina.

Dans l'endocardite ulcéreuse ou infectieuse, on a conseillé à l'extérieur la vessie de glace de Gendrin, à l'intérieur les antispasmodiques, la teinture de digitale à la dose de 2 grammes, la solution de peptone mercurique-ammonique d'après la formule de Delpech.

ENTORSE

SYMPTOMES PRINCIPAUX

Nous prendrons comme type l'entorse du pied, de beaucoup le plus fréquente.

Douleur toujours très vive au moment de l'accident, puis survient du gonflement. Peau rouge tendue. Apparition de taches ecchymotiques, mouvements douloureux et difficiles.

TRAITEMENT

Traitement du Dr Polaillon

1° Massage méthodique, puis repos, la jambe étant étendue dans une position élevée. Voilà la base du traitement.

2° Bain de pied tous les jours pendant une heure dans :

Eau	6	litres.
Gélatine	60	grammes.
Sulfure de potassium	6	—

3° Compresion méthodique de tout le pied et de la partie inférieure de la jambe avec une bande de caoutchouc vulcanisé. La compression doit être très modérée pour pouvoir être supportée le jour et la nuit : pour cela il faut se borner à enrouler la bande autour du pied et de la jambe *sans étirer la bande de caoutchouc.*

Si l'affection passe à l'état chronique, comme cela arrive souvent chez les rhumatisants, on permettra de marcher modérément, le pied et la partie inférieure de la jambe maintenus par une chaussette caoutchoutée. Chez lui le malade portera nuit et jour la bande de caoutchoue vulcanisé. Il appliquera tous les deux ou trois jours de la teinture d'iode sur la partie malade, et tous les deux jours prendra une fumigation locale et térébenthinée.

ÉPILEPSIE

SYMPTOMES PRINCIPAUX

Aura epileptica caractérisé par une sensation particulière, qui annonce au malade qu'il va avoir une attaque. Les attaques consistent en perte de connaissance subite, immobilité des pupilles, bouche contournée avec production d'écume, face turgescente, violacée, contraction spasmodique des muscles du visage, secousses convulsives dans les membres supérieurs et inférieures, pouces enfoncés dans la paume des mains, puis cessation de l'accès.

TRAITEMENT

Bromure d'ammonium ...	āā	10 grammes.
Bromure de sodium......		
Eau		300 —

A prendre par cuillerées à bouche dans une tasse de tisane de valériane. On commence par quatre cuillerées par jour, et on peut aller jusqu'à huit ou dix, si le traitement n'est pas suivi d'effets au bout de quelques jours.

On peut aussi employer la médication suivante :

Extrait de belladone.......	āā	1 gramme.
Oxyde de zinc..............		

Divisez en quarante pilules. On donne deux

pilules par jour, une le matin, et une le soir; on peut aller jusqu'à quatre pilules.

Le professeur Ball formule les pilules suivantes :

Aloès des Barbades..........		1 gramme.
Résine de scammonée.......	ãã	50 centigr.
Résine de jalap............		
Calomel.....................		
Savon amygdalin.............		Q. S.

Pour vingt-quatre pilules.

En prendre six tous les huit jours, trois le matin en se levant, trois vers le milieu de la journée.

N'interrompre que progressivement ce traitement.

Le Dr Legrand du Saulle prescrit :

Bromure d'ammonium	ãã	8 grammes.
Bromure de potassium....		
Bromure de sodium.......		
Eau distillée...............		180 —

M. S. A. — Une cuiller à thé après chaque repas, en augmentant, s'il est utile.

Le professeur Charcot conseille le traitement suivant :

Bromure de potassium........	8	grammes.
Bromure d'ammonium........	4	—
Eau	200	—

Première semaine, quatre cuillerées à bouche par jour : dernière semaine, six cuillerées à bouche par jour.

FIÈVRES INTERMITTENTES

FIÈVRE INTERMITTENTE SIMPLE

SYMPTOMES PRINCIPAUX

Premier stade ou *stade de froid.* — Refroidissement, horripilation (chair de poule), frissons avec claquement des dents, pâleur, lividité, quelquefois marbrures de la peau; membres fléchis, rapprochés du tronc; voix altérée, tremblante; respiration laborieuse; l'air expiré est froid; pouls petit, fréquent; quelquefois des vomissements.

Deuxième stade ou *stade de chaleur.* — Peau colorée et brûlante, système veineux turgescent, pouls fort, égal, accéléré; respiration libre, haleine chaude, soif augmentée, urine rouge.

Troisième stade ou *stade de sueur*. — Sueur subite ou graduelle se montrant, en général, d'abord à la tête puis sur le devant de la poitrine, au dos, aux cuisses. Elle est chaude, d'une odeur aigre : diminution de la soif, de la chaleur et de la céphalalgie; pouls souple, urine rougeâtre.

FIÈVRES INTERMITTENTES PERNICIEUSES

SYMPTOMES PRINCIPAUX

Dans la plupart des cas de fièvres pernicieuses, on observe un symptôme prédominant; le nom de la fièvre indiquant la forme de la maladie, nous n'insisterons pas davantage sur sa description. Fièvre algide, fièvre diaphorétique, fièvre comateuse, fièvre délirante, fièvre convulsive, fièvre paralytique, fièvre hydrophobique, fièvre syncopale, fièvre cardialgique, fièvres pleurétiques et pneumoniques, fièvre gastralgique, fièvres cholériques et dysentériques.

TRAITEMENT

Sulfate de quinine .... 50 à 75 centigr.

Par la bouche ou en lavement.

Dans le cas de fièvre pernicieuse administrer le sulfate de quinine de 1 à 3 grammes.

Traitement de la cachexie palustre (Semmola)

Liqueur arsenicale de Fowler...	6 gouttes.
Décoction de quinquina........	300 grammes.

A prendre en trois fois dans la journée.

Solution arsénicale (Dr Boudin)

Acide arsénieux.............	1 gramme.
Eau distillée................	1000 —

Le Dr Boudin recommande de prendre tous les quarts d'heure un milligramme d'acide arsénieux (1 gramme de la solution), en allant progressivement jusqu'à 5 centigrammes dans la journée.

Commencez le traitement par un vomitif.

FIÈVRE TYPHOÏDE

SYMPTOMES PRINCIPAUX

Première période. — Céphalalgie généralement vive, lancinante, contusive; physionomie abattue; intelligence obtuse; quelquefois divagation dans les idées, ou même délire complet; prostration des forces. Vertiges, bourdonnements d'oreilles. Epistaxis. Bouche pâteuse, amincie; langue blanchâtre, sèche, collante aux doigts; soif vive, appétit nul; souvent nausées et vomissements; ventre sonore; coliques; pression douloureuse à l'ombilic, mais surtout dans la fosse iliaque droite où on perçoit des gargouillements; selles liquides jaunâtres. Rate plus volumineuse : peau chaude et sèche. Pouls généralement à plus de 100 pulsations, mou, dépressible, mais souvent ample, résistant, dicrote. Un peu de toux, crachats visqueux; râles sibilants et ronflants. Sommeil nùl ou troublé par des visions et des rêves pénibles.

Enfin du cinquième au douzième jour, éruption de taches rosées lenticulaires.

Deuxième période. — Céphalalgie moins vive; augmentation des autres symptômes, accidents du côté du système nerveux; stupeur plus profonde; surdité; prostration plus grande; soubresauts, roideur, carphologie; délire, somnolence, coma vigil. Langue tremblante, sèche, fuligineuse, fendillée. Soif moins vive, déglutition difficile. Météorisme augmenté. La diarrhée persiste, garde-robes souvent involontaires. Pouls petit, faible, dépressible, peau sèche. Sudamina, pétéchies, ulcérations, escharres au sacrum.

Troisième période. — Parole tremblante, respiration difficile, sueurs visqueuses.

TRAITEMENT

Traitement de la fièvre typhoïde (Professeur Jaccoud)

Vin rouge	100	grammes.
Teinture de cannelle	8	—
Extrait de quinquina	3 à 4	—
Cognac vieux	30 à 100	—
Sirop d'écorces d'oranges	30	—

F. S. A. une potion à donner par cuillerées dans les vingt-quatre heures. On fait prendre en outre, par cuillerées, alternativement avec cette potion, 250 grammes de vieux vin de Bordeaux. Pour boisson ordinaire, limonade vineuse et deux tasses de bouillon de bœuf au moins dans la journée.

Dès que la température atteint 39°, M. Jaccoud commence les lotions froides avec du vinaigre aromatique pur au nombre de deux par jour, si la température du soir ne dépasse pas 39°,5; au nombre de trois, si cette limite est franchie. Enfin on pratique quatre lotions si la température se maintient autour de 40°.

Le Dr Hallopeau commence par donner du calomel à la dose de 1gr,50; il prescrit des bains froids dans le cas d'hyperpyrexie; il administre alternativement le sulfate de quinine et le salicylate de soude, ce dernier, suffisamment dilué, et à la dose de 2 grammes à 4 grammes.

Potion contre l'infection purulente dans la fièvre typhoïde (Prof. Bouchard)

Créosote........................	2 gouttes.
Rhum........................	120 grammes.

Acide phénique..............	25 centigr.
Acide salicylique.............	1 gramme.

Ne donner cette potion qu'aux typhiques chez lesquels on redoute l'infection d'origine intestinale.

Limonade phéniquée à employer dans les cas de fièvre typhoïde (Dr Desplats)

Acide phénique..............	2 grammes.
Eau de citron................	100 —
Sirop simple............ 100 à	150 —
Eau distillée..................	Q. s. pour 1 litre.

Faire prendre environ 100 grammes toutes les trois heures.

FISSURE A L'ANUS

SYMPTOMES PRINCIPAUX

Excrétion des matières fécales accompagnée de chaleur, de démangeaisons qui cessent bientôt après la défécation. Puis plus tard douleurs horribles pendant la défécation, et persistant plusieurs heures après. En examinant l'anus, on constate une ou plusieurs petites ulcérations larges de $0^m,005$ à $0^m,006$, longues de $0^m,01$ à $0^m,02$, cachées dans les plis de la marge de l'anus. L'introduction du doigt est très douloureuse et provoque une très forte constriction.

TRAITEMENT

Tous les jours prendre un lavement à l'eau tiède, additionné d'une grande cuillerée de glycérine.

Après chaque garde-robe terminée, introduire dans l'anus, à l'aide d'un porte-mèche, une mèche de charpie du volume du petit doigt à un doigt, bien enduite de la pommade ainsi préparée :

Glycérine................	āā 30 grammes.
Huile d'amandes douces...	
Onguent de la mère.......	60 —

Avant l'introduction de la mèche, avoir soin de bien enduire le pourtour de l'anus d'une couche abondante de même pommade.

Si la constipation est très prononcée, donner

tous les soirs dans une cuillerée de potage, à l'heure du dîner, $0^{gr},05$ de poudre de racine de belladone. Après trois semaines ou un mois de ce traitement, la fissure est radicalement guérie, (Dr Mascarel).

On appliquera encore avec avantage dans cette maladie la solution de chlorhydrate de cocaïne à 5 p. 100.

Traitement chirurgical (Professeur Gosselin)

Quand, avec l'extrait de ratanhia, l'iodoforme, l'onguent de la mère, etc., on a échoué dans le traitement de la fissure à l'anus, il ne reste plus que l'intervention chirurgicale, et on a le choix entre la dilatation brusque et l'incision. M. Gosselin préfère combiner les deux méthodes. Il introduit chaque jour le doigt indicateur dans l'anus agissant doucement et progressivement, jusqu'à ce qu'il aperçoive la partie supérieure de la fissure. Alors il incise celle-ci en ne sectionnant que lé quart environ du sphincter anal. Il introduit ensuite, chaque jour, une mèche enduite de cérat, de pommade d'extrait de ratanhia ou d'onguent de la mère.

FURONCLE

SYMPTOMES PRINCIPAUX

Tumeur inflammatoire superficielle, dure, très rouge, chaude, douloureuse, circonscrite, peu volumineuse, saillante, de forme conique; elle siège dans le tissu cellulaire qui traverse les aréoles de la face profonde du derme, et se termine le plus souvent par induration, suppuration ou la mortification du paquet cellulo-vasculaire placé à son centre. Dans ce dernier cas, le tissu privé de vie est entraîné avec la suppuration, sous forme de bourbillon.

TRAITEMENT

Cataplasmes. Bains. Purgatifs légers. Onguent de la mère. Compresses d'eau phéniquée sur la tumeur.

Le Dr Planat (de Nice) pense que l'arnica jugule toute éruption furonculaire arec une promptitude extraordinaire, sauf toutefois pour le furoncle d'origine diabétique.

Il fait usage du mélange suivant :

Extrait de fleurs fraîches d'arnica.	10 grammes.
Miel...........................	20 —
Poudre d'althæa...............	Q. S.

pour obtenir un mélange ayant la cohésion d'une pâte assez consistante, mais suffisamment adhésive.

On étend cette pâte sur une toile cirée ou du diachylon que l'on applique sur le furoncle. Après deux ou trois applications, on fait avorter un furoncle, n'importe à quelle période de son évolution. Ce médecin recommande aussi d'administrer 25 à 30 gouttes de teinture d'arnica dans une potion, à prendre par cuillerées à bouche toutes les deux heures.

Pommade contre les furoncles (Dr Gourgues)

Acide borique pulvérisé........	4 grammes.
Vaseline...	20 —
Fleur de benjoin..............	50 centigr.

Mêlez et divisez.

Les applications doivent être continues et

permanentes. La résolution de la tumeur furonculeuse a lieu en trois ou quatre jours au maximum.

Pour arrêter les furoncles du conduit auditif externe à leur début, Weber Liel recommande d'y pratiquer une injection d'une solution phéniquée à 5 p. 100, à l'aide d'une seringue de Pravaz. On enfonce l'aiguille de la seringue de 1 à 2 millimètres dans le furoncle, et on injecte de 2 à 4 gouttes de la solution. On arrive ainsi à faire cesser rapidement la douleur et la tension des tissus, et lorsqu'on s'attaque à un furoncle au début, une seule injection suffit pour enrayer les progrès du mal.

GALE

SYMPTOMES PRINCIPAUX

Éruption cutanée essentiellement contagieuse caractérisée par de petites vésicules élevées au-dessus du niveau de la peau, transparentes, acuminées à leur sommet, et contenant un liquide séreux et visqueux. Ces vésicules ont leur siège de prédilection dans l'intervalle des doigts et des articulations des membres où elles forment des sillons, et provoquent de violentes démangeaisons.

TRAITEMENT

Il varie suivant que le malade est soigné en ville ou à l'hôpital.

Traitement de la gale en ville. — 1° Lotion sur tout le corps avec du savon de toilette, poudre de savon avec ou sans parfum.

2° Un bain d'eau de son immédiatement après.

3° Frictions avec la pommade suivante :

Glycérine....................	200	grammes.
Gomme adragante............	1	—
Fleur de soufre...............	100	—
Carbonate de soude..........	50	—
Parfum *ad libitum*.		

4° Prendre un second bain.

5° Changer son linge de corps, ses draps de lit, et brûler ses gants. Les jours suivants prendre quelques bains émollients et se servir de poudre d'amidon ou de glycérolé d'amidon (Prof. Fournier).

Traitement de la gale à l'hôpital. — Frotte générale avec le savon noir pendant une demi-heure. Bain de demi-heure. Frotte générale avec la pommade d'Helmerich. Conserver cette pommade toute la nuit. Le lendemain matin grand bain et mettre du linge propre après avoir fait passer tous les effets à l'étuve.

GASTRALGIE

SYMPTOMES PRINCIPAUX

A. *Locaux.* — Douleur épigastrique plus ou moins vive, tantôt lancinante, tantôt brûlante (pyrosis), tantôt analogue à une morsure; d'autres fois sentiment de violente constriction à l'épigastre. Ces différentes espèces de douleurs sont généralement intermittentes : elles s'irradient vers le ventre, le dos, les épaules et les parois thoraciques.

B. *Généraux.* — Même au milieu des crises les plus fortes le pouls reste normal. Quelquefois la respiration est anxieuse, accélérée, il se produit des vomissements, de l'éructation de gaz inodores. Les aliments peuvent quelquefois calmer les douleurs, mais le plus souvent les exaspèrent, une chaleur ardente se produit (pyrosis). Les aliments analeptiques, toniques, excitants sont mieux supportés que l'alimentation douce. Soif variable, langue humide, sans enduit ni rougeur. Constipation.

TRAITEMENT

Hydrothérapie.

Pilules contre la gastralgie des chloro-anémiques (Dr Huchard)

Tartrate ferrico-potassique.....	10 grammes.
Extrait de gentiane............	8 —
Extrait de noix vomique...	āā 25 centigr.
Extrait thébaïque..........	

Divisez en 100 pilules. Deux avant chaque repas.

Gouttes blanches (Dr Gallard)

Hydrolat de laurier-cerise......	5 grammes.
Chlorhydrate de morphine.....	10 centigr.

Faites dissoudre.

Une goutte, sur un morceau de sucre, immédiatement avant chaque repas, aux personnes qui éprouvent de la gastralgie.

Pilules contre la gastralgie (Professeur Trousseau)

Sous-nitrate de bismuth.........	100 milligr.
Carbonate de chaux.............	25 —
Miel.........................	Q. S.

Mêlez : Pour une pilule.
En prendre de deux à dix par jour.

Élixir peptogène (Dr Dujardin-Beaumetz)

Dextrine.....................	10 grammes.
Rhum.........................	20 —
Sirop de sucre...............	60 —
Eau..........................	120 —

Une cuillerée avant chaque repas.

Apozème contre la gastralgie accompagnée de constipation (Dr Delioux de Savignac)

Racine de colombo...........	4 grammes.
Racine de rhubarbe..........	1 —
Eau.........................	200 —

Faire infuser douze heures. En une fois le matin à jeun.

Poudre antigastralgique (Professeur Bouchardat)

Rhubarbe pulvérisée............	5 grammes.
Magnésie calcinée..............	5 —
Opium brut en poudre..........	10 centigr.

Diviser en quinze paquets, dont on prescrit un paquet avant le principal repas.

Utile surtout contre le pyrosis.

Solution contre le pyrosis (Dr Jeannel)

Rhubarbe pulvérisée.........	10 grammes.
Bicarbonate de soude.........	2 —
Sirop de sucre................	50 —
Hydrolat de menthe..........	250 —

Chaque cuillerée à bouche représente environ 0gr,50 de rhubarbe.

Poudre contre le pyrosis (Franck)

Carbonate de magnésie........	2 grammes.
Poudre de rhubarbe...........	50 centigr.
Poudre de cannelle............	50 —

Mêlez.

A prendre en deux fois.

Adresser les malades aux stations de Saint-Moritz, Spa, Pyrmont, Schwalbach.

S'il y a du vertige stomacal, on aura recours, dit le professeur Jaccoud, à l'emploi simultané et prolongé des amers (quassia amara) et des alcalins, et si le déplacement est possible aux eaux de Vichy (Hauterive) Vals, Pougues, Royat, seules ou combinées avec les amers.

GLAUCOME

SYMPTOMES PRINCIPAUX

Troubles particuliers de la vision. Les objets, principalement les lumières, sont bordés d'auréoles colorées et rappelant les couleurs de l'arc-en-ciel, en même temps qu'ils sont vus moins éclatants. Le champ de vision périphérique diminue. Des douleurs parfois intolérables, rappelant celles de l'étranglement du testicule se manifestent dans le globe et autour de l'orbite ; ces douleurs peuvent manquer dans le glaucome chronique. Le globe durcit en raison directe de l'apparition brusque et de la violence des douleurs, l'iris se dilate et devient insensible aux changements d'intensité de la lumière, la pupille se trouble, prend un aspect verdâtre, la papille optique se modifie : les vaisseaux comprimés donnent le phénomène du pouls très appréciable à l'ophthalmoscope, puis elle-même, écrasée par la tension intra-oculaire, s'excave.

TRAITEMENT

Dès l'apparition du glaucome il faut immédiatement instiller fréquemment le collyre d'ésérine qui diminue la tension intra-oculaire :

Sulfate neutre d'ésérine........	5 centigr.
Eau distillée..................	10 grammes.

Malgré l'amélioration souvent considérable obtenue par ce collyre, il ne faut pas hésiter à opérer le glaucome, suivant les cas, soit par une simple sclérotomie, soit par une iridectomie, soit par ces deux interventions successives auxquelles on peut joindre l'élongation avec arrachement du nerf nasal interne; mais cela, pour combattre seulement l'élément douleur (Dr Gillet de Grandmont).

GOITRE

SYMPTOMES PRINCIPAUX

Tumeur du cou, souvent considérable, de forme variable, occupant le corps thyroïde, élastique au toucher, non fluctuante, indolore, suit le larynx dans ses mouvements, et comprime, quand il est volumineux, la trachée, l'œsophage, les vaisseaux et les nerfs.

TRAITEMENT

Traitement du goitre (Dr Roubinet, de Crocq)

Eau distillée................	1000	grammes.
Iode.........................	2	—
Iodure de potassium.........	35	—

Mettre d'abord l'iode dans l'eau, agiter le flacon jusqu'à ce qu'il soit dissous : y ajouter ensuite les 35 grammes d'iodure de potassium. Bien faire dissoudre le tout par l'agitation du flacon, ensuite le tenir bien bouché. Prendre de cette solution une cuillerée à café tous les matins après déjeuner, une après dîner, une après souper. Chaque fois, avant d'en prendre, bien agiter le flacon pendant cinq minutes. Régime tonique varié : éviter de boire de l'eau froide; ne faire aucun effort soit pour le chant, soit pour un travail quelconque; ne pas se mettre en colère. Bien couvrir la nuit la tumeur d'un plumasseau d'ouate contenant deux pincées de chlorure de sodium pulvérisé. Le maintenir pas trop serré autour du cou pendant la nuit.

GOITRE EXOPHTHALMIQUE

SYMPTOMES PRINCIPAUX

Hypertrophie du corps thyroïde. Exophthalmie. Palpitations cardiaques.

Les malades présentent en outre tous les signes de la chlorose. Irritabilité, bizarrerie de caractère. Amaigrissement.

TRAITEMENT

Le professeur Trousseau conseillait la saignée, la digitale à la dose de huit à dix gouttes de teinture toutes les heures, et l'hydrothérapie.

Traitement du professeur G. Sée

1° Hydrothérapie.

2° Teinture de veratrum viride....	5	grammes.
Iodure de potassium..........	25	—
Sirop de gomme..............	500	—

F. S. A. Prendre une cuillerée à café de ce sirop trois fois par jour. Au bout de huit jours remplacer les cuillerées à café par des cuillerées à dessert contenant le double.

Le Dr N. Gueneau de Mussy conseille de prendre trois fois par jour trois à six gouttes de teinture d'iode dans un peu d'eau de riz.

Le professeur Gubler prescrivait le sulfate de duboisine à la dose de 1 milligramme en injections sous-cutanées (dose bien trop forte).

Le Dr Dujardin-Beaumetz a employé ces mêmes injections à la dose d'un quart ou d'un demi-milligramme dans de l'eau distillée de laurier cerise. S'il survient des phénomènes d'ivresse et de délire passagers, il faut cesser, puis reprendre plus tard.

Le Dr Beni-Barde formule de la manière suivante le traitement hydrothérapique. La meilleure méthode consiste dans l'emploi de la douche mobile : elle doit être générale, froide, courte, et légèrement percutante, surtout au début du traitement. Si elle est mal supportée, on donne la douche tiède, ou on se contente de faire des lotions. Peu à peu on augmente l'énergie de la douche et on abaisse la température. On y joint au besoin des bains de siège froids, des douches utérines, des bains de pied chauds ou froids contre l'aménorrhée ou contre les métrorrhagies, des douches écossaises contre les douleurs, des demi-maillots et des ceintures humides contre les troubles des organes digestifs.

Le Dr Valentiner dit que les eaux de Pyrmont sont utiles dans cette maladie.

On a encore employé avec succès l'ergot de seigle à la dose de 1 a 3 grammes par jour.

GOUTTE

SYMPTOMES PRINCIPAUX

a. *Aiguë.* — Douleur vive et brûlante occupant une ou plusieurs petites articulations : gonflement, rougeur, chaleur péri-articulaire, dilatation des veines superficielles, soif, anorexie, urines peu abondantes, fortement colorées.

b. *Chronique.* — Douleur moins prononcée, plus continue, mobile, tophus des articulations, anorexie, embarras gastriques, urines chargées et peu abondantes.

TRAITEMENT

Traitement de la goutte (Dr Delioux de Savignac)

Teinture de semences de colchique.	25	grammes.
Alcoolature d'aconit..............	15	—
Alcoolé de digitale...............	5	—
Vin blanc....	1	litre.

Une à quatre cuillerées à café matin et soir.

Pilules contre la goutte (Professeur Trousseau)

Sulfate de quinine..............	$1^{gr},50$
Extrait de digitale..............	25 centigr.
Extrait de semences de colchique..	50 —

M. S. A. Pour dix pilules. Deux à trois par jour.

Potion contre la goutte (Professeur Charcot)

Vin de colchique..............	4 grammes.
Eau distillée.................	120 —

A prendre en trois fois dans les vingt-quatre heures. Le lendemain on porte la dose de vin de colchique à 6 grammes, et on ne s'arrête que s'il survient de l'entérite. Pendant la nuit on administre, en outre, six à huit gouttes noires anglaises dans un peu d'eau sucrée.

Pommade calmante (Professeur Charcot)

Extrait d'opium...............	3 grammes.
Extrait de jusquiame..... 6 à	8 —
Axonge récente...............	30 —

Pour une pommade avec laquelle on joindra

9.

les jointures douloureuses dans la goutte aiguë. On les recouvrira en outre d'ouate ou de cataplasmes émollients.

Teinture contre la goutte aiguë (Prof. Gubler)

Semences de colchique........	10	grammes.
Alcool à 60°..................	50	—

Faites macérer et filtrer.

On donne 10 gouttes de cette teinture deux fois le jour, puis trois ou quatre fois le jour, plus tard 20 gouttes à la fois, dans du café noir, ou dans une infusion de reine des prés, pour combattre les accès de goutte aiguë.

Traitement de la goutte (Dr Bouloumié)

Il consiste dans l'administration : 1° de 6 grammes de salicylate de soude pendant les trois premiers jours; 2° puis de 4 grammes pendant les trois jours suivants, et ainsi de suite alternativement de trois en trois jours, 6 grammes et 4 grammes, pendant trois semaines.

Dans la goutte chronique, il donne à ses malades 5 grammes de salicylate pendant une année, et prescrit en même temps l'iodure de potassium à la dose de 2 grammes par jour.

HÉMOPTYSIE

SYMPTOMES PRINCIPAUX

Survient quelquefois subitement : généralement précédée de malaise général, d'oppression, de pesanteur et de chaleur dans la poitrine ; en même temps dyspnée, toux sèche, espèce de picotement au larynx, lassitude générale, frissons, alternatives de rougeur et de pâleur de la face, palpitations, pouls accéléré. Le sang est expulsé sans provoquer de toux ou, au contraire, elle provoque l'expulsion de crachats sanguinolents, ou, enfin, le sang est expulsé violemment comme sous forme de vomissements. Comme symptômes généraux, pâleur de la face, tremblements, pouls accéléré.

TRAITEMENT

Traitement de l'hémoptysie (Professeur Jaccoud)

La température de la pièce sera fraîche; le malade sera couché sur un lit de crin, jamais sur la plume; il sera plutôt assis que couché; on lui donnera des boissons glacées, de la limonade sulfurique, et, dans l'intervalle, il avalera des fragments de glace en nature; enfin les mouvements et la parole seront, autant que possible, interdits.

Hémoptysie apyrétique. — Si elle est de moyenne intensité, on n'a recours qu'aux moyens simples : on donnera par exemple dans une potion 2 à 4 grammes d'extrait de ratanhia, ou 30 gouttes de perchlorure de fer, ou mieux encore, une potion avec 1 ou 2 grammes d'acide tannique. Si l'hémorrhagie n'est pas arrêtée après quarante-huit heures de ce traitement, il faut faire appliquer matin et soir 30 à 40 ventouses sèches sur les parois thoraciques, y joindre un grand vésicatoire sur le devant de la poitrine, donner de l'opium à haute dose sous forme de pilules d'extrait thébaïque de 0gr,02 toutes les heures ou toutes les demi-heures; on s'arrête au narcotisme. Si l'hémorrhagie devient inquiétante par son abondance, on peut faire faire des inhalations de perchlorure de fer à 4 p. 100, ou des pulvérisations pendant huit à dix minutes; mais ce qu'il y a de mieux, ce sont les injections sous-cutanées d'ergotine faites avec la préparation suivante :

Ergotine	1	gramme.
Glycérine	4	—
Eau distillée	4	—
Eau de laurier-cerise	2	—

La seringue de Pravaz contient 1gr,10 de liquide, soit 0gr,11 d'ergotine. On fera deux à trois injections, quelquefois quatre dans la journée.

Hémoptysie fébrile. — Si l'individu est robuste, on peut commencer par une saignée plus ou moins abondante. Après la saignée vient l'ipéca que l'on fait prendre par 0gr,10 tous les quarts d'heure, puis toutes les demi-heures, enfin toutes les heures, en se réglant bien plus sur l'état du pouls et de la température que sur l'état nerveux. Ce qu'il faut éviter, c'est le collapsus. Ventouses et vésicatoires.

Hémoptysie tardive. — Si elle est due à la rupture d'un vaisseau dans l'intérieur d'une caverne, on a recours aux ventouses sèches, aux injections d'ergotine, aux inhalations de perchlorure de fer. Si on a une ventouse Junod, c'est le cas de l'appliquer. On peut couvrir la poitrine de glace, en la renouvelant souvent.

Pilules antihémoptoïques (Dr N. Gueneau de Mussy)

Extrait de ratanhia...........	4 grammes.
Ergot de seigle.................	3 —
Poudre de digitale.............	50 centigr.
Extrait de jusquiame...........	25 —

Pour vingt pilules; de quatre à cinq dans les vingt-quatre heures.

Potion contre l'hémoptysie (Professeur Gubler)

Eau distillée de menthe........	90 grammes.
Ergotine Bonjean........ de 2 à	4 —
Acide gallique..................	50 centigr.
Sirop d'essence de térébenthine.	30 grammes.

F. S. A.

Pilules hémostatiques (Dr Huchard)

Ergotine....	āā 2 grammes.
Sulfate de quinine.........	
Poudre de digitale.........	āā 20 centigr.
Extrait de jusquiame.......	

Pour vingt pilules ; de cinq à huit ou dix par jour.

HÉMORRHOÏDES

SYMPTOMES PRINCIPAUX

Il y a trois choses principales à considérer dans les phénomènes auxquels donnent lieu les hémorrhoïdes : 1° la congestion ou la fluxion hémorrhoïdale ; 2° les tumeurs hémorrhoïdales elles-mêmes ; 3° enfin le flux hémorrhoïdal.

Fluxion hémorrhoïdale.—Elle s'annonce par un malaise général, des lassitudes spontanées, un caractère difficile, des flatuosités d'estomac, une constipation opiniâtre, les douleurs dans les lombes et divers mouvements spasmodiques. La face devient pâle, les yeux cernés, le pouls fréquent, plein, dur : enfin il y a de l'insomnie.

Bientôt les malades éprouvent une pesanteur à l'anus et une sensation de corps étranger, accompagnée d'une tuméfaction des parties, et d'un besoin plus ou moins fréquent d'aller à la selle, qu'ils ne peuvent souvent pas satisfaire. Les symptômes augmentent par la station debout ou la position assise.

Tumeurs hémorrhoïdales.—Dans l'intervalle des fluxions, les tumeurs peuvent disparaître complètement, surtout au début de l'affection, ou au contraire devenir assez volumineuses pour être un obstacle sérieux à la défécation, et entraîner la muqueuse rectale au dehors.

Quand les tumeurs hémorrhoïdales deviennent le siège de congestions sanguines, elles acquièrent un volume considérable, elles deviennent tendues, violacées, rémittentes elles se présentent à la marge de l'anus, sous forme de tubercules rouges, extrêmement douloureux au toucher ; quand elles sont internes, le doigt introduit dans l'anus les sent parfaitement, sous la forme de saillies irrégulières. L'anus et les parties voisines sont rouges, turgescents : des envies fréquentes et souvent illusoires d'aller à la selle exaspèrent encore les douleurs. La marche, la station debout, l'équitation sont excessivement douloureuses et même impossibles. Sous l'influence de la congestion des hémorrhoïdes, les sphincters se contractent spasmodiquement et étranglent les parties herniées qui peut quelquefois se gangrener. La muqueuse peut aussi se rompre, et sous l'influence d'un écoulement de sang plus ou moins abondant, il se produit un soulagement quelquefois instantané.

Flux hémorrhoïdal. — Généralement peu considérable, il ne fait que tacher le linge, dans d'autres cas il est assez abondant pour mettre la vie du malade en danger.

TRAITEMENT

Fumigation contre les hémorrhoïdes

Lait de vache		500 grammes.
Fleurs de bouillon blanc.	ãã	1/2 poignée.
Fleurs de mauve.......		
Fleurs de pariétaire....		

Faites bouillir le tout pendant un quart d'heure : versez-le ensuite dans un bassin sur lequel le malade se placera pour en recevoir la vapeur.

On peut en outre appliquer sur la partie malade le résidu des plantes qui ont servi à faire la décoction.

Suppositoires contre les hémorrhoïdes (Ferrand)

Beurre de cacao..............	5 grammes.
Ergotine.....................	25 —

Pommade antihémorrhoïdale (Barré)

Iodure de potassium.......		2 grammes.
Extrait de ratanhia.........		4 —
Laudanum de Sydenham ..	ãã	50 centigr.
Extrait de belladone......	ãã	50 centigr.
Axonge....................		30 grammes.

F. S. A. une pommade avec laquelle on pratique des onctions matin et soir sur les bourrelets hémorrhoïdaux. Cataplasmes sur la région douloureuse, bain de siège prolongé tous les matins. Lavement additionné de glycérine avant l'application de la pommade.

Pilules contre les pertes hémorrhoïdales (Buchholtz)

Alun en poudre..............	3 grammes.
Extrait de ratanhia...........	3 —
Conserve de roses...........	6 —

Cachou en poudre........... 6 grammes.
Sirop de tormentille......... Q. S.

F. S. A. soixante pilules, deux matin et soir. En cas de nécessité, augmenter graduellement.

Le Dr John Elfers administre l'extrait de *Cascara sagrada* à la dose de quinze à trente gouttes trois fois par jour, de manière à obtenir tout d'abord une évacuation abondante, après cela on en fait prendre chaque soir en se couchant vingt à trente gouttes, afin d'avoir une ou deux selles le lendemain matin.

La teinture d'*hamamelis Virginica*, donnée à la dose de 50 centigrammes par jour, produit d'excellents résultats.

HERPÈS

SYMPTOMES PRINCIPAUX

Éruption ordinairement aiguë de vésicules réunies en groupe, à base enflammée, se desséchant et se couvrant de croûtes, avec douleur et chaleur cuisante. L'herpès simple se montre souvent à la suite d'un mouvement fébrile éphémère, d'une phlegmasie catarrhale (indisposition légère ou irritation locale, malpropreté). L'éruption vésiculeuse se montre de préférence aux lèvres (*herpes labialis*), aux parties génitales, au prépuce, aux grandes lèvres (*herpes præputialis*). Les vésicules peuvent être larges (*herpes phlyctenoïde*), décrivent de petits cercles en anneau dont le centre reste sain (*herpes circinné*) ou avec des colorations variées (*herpes iris*).

TRAITEMENT

Traitement de l'herpétis (Dr Guibout)

Arséniate de soude..............	1 milligr.
Extrait de gentiane..............	10 centigr.

M. Pour une pilule. Six à douze par jour, en trois fois, au moment des repas.

Traitement de l'herpès præputialis (Professeur Fournier)

Plusieurs fois par jour laver la vésicule ulcérée d'herpès avec de la liqueur de Labarraque étendue de la moitié de son volume d'eau, puis la recouvrir d'un tampon d'ouate chargé de la poudre ci-dessous :

Sous-nitrate de bismuth.....		3 grammes.
Calomel..................	āā	1 —
Oxyde de zinc...........		

Si l'éruption herpétique est étendue, repos absolu, bains de son et d'amidon. A l'intérieur préparations opiacées et bromure de potassium.

Traitement de l'herpès des oreilles (Dr Ladreit de la Charrière)

Usage répété des eaux minérales purgatives, du sulfate de magnésie à faibles doses pendant plusieurs jours : on prescrit aussi l'usage de l'eau de Vichy ou de Vals pendant le repas.

Comme topique sur la région douloureuse, introduire dans le conduit auditif un morceau d'ouate trempé dans le mélange suivant :

Huile d'amandes douces.......	30 grammes.
Chlorhydrate de morphine en solution....................	30 centigr.

Onctions avec l'onguent belladoné ou opiacé autour du pavillon de l'oreille : application de cataplasmes en cas d'exaspération de la douleur.

Pommade contre l'herpès circinné (Professeur Hardy)

Turbith minéral...........	1 à 2	grammes.
Axonge....................	30	—

F. S. A. une pommade avec laquelle on fera des onctions matin et soir. Sirop d'iodure de fer et huile de foie de morue : alimentation tonique et réparative.

Contre l'herpès circinné on emploie encore avec succès l'huile de cade dont on touchera avec un pinceau la partie malade.

HYSTÉRIE

SYMPTOMES PRINCIPAUX

1° Pendant les accès convulsifs, ou l'attaque est causée par une émotion, ou elle éclate spontanément. Elle peut, dans ce cas, être précédée de malaise, de lassitude, d'agacement général.

Lorsque l'accès éclate, la malade perd tout à coup la parole avec convulsions générales ou partielles, parfois perte complète de connaissance. Les malades se plaignent de la sensation d'une boule hystérique qui part du creux épigastrique et remonte à la gorge : la face est vultueuse, la respiration irrégulière, les dents grincent, le malade s'agite. Puis tout rentre dans l'ordre, et se termine par une abondante émission d'urine.

2° Dans l'intervalle des attaques, les malades paraissent jouir d'une bonne santé. Si les accès sont très fréquents, il y a de la céphalalgie, du malaise, de la courbature, des palpitations.

TRAITEMENT

Lavement antihystérique (Dr Bourdon)

Extrait de valériane..........	10 grammes.
Camphre....... 75 centigr. à	1 —
Jaune d'œuf..................	N° 1
Laudanum de Sydenham......	20 gouttes.
Eau..........................	300 grammes.

F. S. A. un lavement qu'on administre après une attaque d'hystérie, pour en prévenir le retour.

Le Dr Dujardin-Beaumetz a rapporté un cas de cécité hystérique améliorée par la métallothérapie et guérie par l'électricité statique.

Potion antihystérique (Lond)

Dans les attaques, administrez :

Assa fœtida....................	1	gramme.
Hydrolat de menthe...........	12	—
Alcoolé ammoniacal de valériane.	2	—
— — castoreum.	3	—
Éther sulfurique...............	1	—

Une cuillerée à café d'heure en heure.

Sirop de chloroforme (Dr Bouchut)

Chloroforme pur	2gr,50	
Alcool rectifié	12	grammes.
Sirop simple..................	300	—

Mêlez le chloroforme et l'alcool, puis ajoutez le sirop, et agitez. A donner par cuillerées aux hystériques pendant l'attaque.

Le professeur Jaccoud conseille l'hydrothérapie, appliquée sous forme de bains tièdes prolongés qu'on répète tous les jours chez les malades excitables qui ont des attaques convulsives violentes et fréquentes : il réserve les affusions froides pour les formes plus calmes et torpides. Il conseille d'envoyer les malades à Ragatz, Wildbad, Gastein, et recommande les cures de lait ou de petit-lait.

ICTÈRE

SYMPTOMES PRINCIPAUX

Apparaît brusquement dans l'ictère spasmodique et dans la colique hépatique par exemple.

Dans l'ictère symptomatique il n'arrive guère que consécutivement à divers troubles fonctionnels, tels que inappétence, bouche amère et pâteuse, diarrhée ou constipation.

Le changement de coloration des tissus se manifeste ordinairement dans l'ordre suivant : d'abord les conjonctives deviennent jaunes, les tempes et les lèvres présentent presque en même temps des plaques ou des signes jaunes. Cette teinte s'étend de là aux ailes du nez, au menton, aux joues, puis aux parties supérieures du corps, aux interstices des doigts.

Coloration rouge plus ou moins foncée des urines qui deviennent verdâtres quand on y verse un peu d'acide azotique.

Quelquefois, matières fécales décolorées, grisâtres.

TRAITEMENT

Diète, repos, limonade, tisane délayante, bains tièdes, alcalins. Si la langue est saburrale, s'il y a nausées et constipation, on aura recours avec avantage soit aux purgatifs simples, soit aux éméto-cathartiques.

IMPÉTIGO

SYMPTOMES PRINCIPAUX

Pustules assez analogues, comme largeur, aux pustules varioliques : généralement groupées soit aux membres, soit surtout à la face, ayant pour caractère principal de fournir promptement de larges croûtes jaunes ambrées disposées à la surface de la peau. Chez les enfants fort jeunes, l'*impetigo figurata* peut, s'il est très aigu, donner lieu à un peu de fièvre. Quelquefois chez l'adulte, lorsque sa surface malade est très étendue et rouge, on observe une cuisson et une chaleur pénible, ainsi qu'un mouvement fébrile.

TRAITEMENT

Forme aiguë, sujet vigoureux : émollients et boissons délayantes, cataplasmes de fécule, bains laxatifs légers. Si la maladie est plus forte, saignées légères, mêmes bains, purgatifs répétés.

Plus tard quand l'éruption tend à la chronicité : bains alcalins, lotions de même nature, bains et lotions sulfureuses, eaux sulfureuses de Barèges, d'Enghien, de Cauterets en bains et à l'intérieur.

Chez les sujets de constitution appauvrie, quinquina, fer, préparation iodées, huile de foie de morue (Professeur Hardy).

Traitement de l'impétigo du cuir chevelu (Dr E. Besnier)

Pour remédier à l'impétigo du cuir chevelu vulgairement désigné sous le nom de croûtes de lait, on applique sur la tête de l'enfant un bonnet de caoutchouc qu'on enlève deux fois par jour : pour le nettoyer, on place sur le visage un masque découpé dans une feuille de caoutchouc. Ce simple moyen suffit pour faire tomber les croûtes, et pour rendre à la peau son aspect primitif. Du reste l'impétigo disparaît souvent par le seul fait de la suppression de l'allaitement et de l'emploi du biberon. Pendant qu'on s'efforce de guérir les croûtes de lait, il est indispensable de surveiller la santé de l'enfant, afin d'être en mesure de remédier aux accidents que leur suppression brusque pourrait occasionner.

INCONTINENCE D'URINE

SYMPTOMES PRINCIPAUX

Si l'urine s'échappe goutte à goutte au fur et à mesure qu'elle est versée par la vessie dans l'urèthre, il y a paralysie du sphincter vésical.

Si l'écoulement a lieu goutte à goutte, mais est précédé de l'accumulation de l'urine dans la vessie, il y a incontinence par regorgement. Si l'urine s'accumule pendant un certain temps dans la vessie, puis s'écoule par jet à des intervalles plus ou moins éloignés, il faut accuser dans ce cas un relâchement des parois vésicales : on a alors affaire à une incontinence nocturne d'urine.

TRAITEMENT

Pilules contre l'incontinence d'urine (Mondière)

Extrait de noix vomique.......	40 centigr.
Oxyde noir de fer.............	4 grammes.

Pour vingt-quatre pilules.

En prendre une chaque jour. On élève successivement la dose.

Le professeur Trousseau employait avec succès dans cette maladie l'extrait alcoolique de belladone en commençant par 0gr,01 et il allait successivement jusqu'à 0gr,17 et 0gr,18.

Le Dr Blache donnait chaque soir aux enfants atteints d'incontinence d'urine, une pilule contenant de 0gr,005 à 0gr,01 d'extrait, et 0gr,01 à 0gr02, de poudre de racine de belladone.

Pilules contre l'incontinence d'urine (Professeur Grisolle)

Extrait de noix vomique.......	20 centigr.
Oxyde noir de fer.............	3 grammes.
Poudre de quassia............	3 —
Sirop d'absinthe..............	Q. S.

Pour vingt pilules. Une à trois par jour.

Bains de siège froids, abstinence de boisson au repas du soir.

IRITIS

SYMPTOMES PRINCIPAUX

Injection périkératique de la conjonctive et des tissus sous-conjonctivaux. Douleurs circum-orbitaires, troubles de la vue. Changement de couleur de l'iris. Mobilité de l'iris diminuée, parfois anéantie par la fréquence de synéchies postérieures. Apparition de tumeurs de l'iris (gommes) dans les cas de syphilis ; vascularisation de l'iris. Obnubilation de la pupille ; troubles de l'humeur aqueuse.

TRAITEMENT

Traitement du Dr Gillet de Grandmont

Varie suivant les causes ; l'iritis peut avoir en effet pour origine un traumatisme, une affection de l'œil, c'est alors une iritis par propagation, ou une diathèse telle que le rhumatisme ou la syphilis. Les instillations d'atropine conviennent au début dans toutes les formes d'iritis : elles empêchent la formation des synéchies ou rompent celles qui existent déjà. Si la forme et franchement inflammatoire, les sangsues derrière l'oreille correspondante amèneront un soulagement considérable, tandis que les onctions mercuriques et belladonées autour des orbites favoriseront la résorption des exsudats plastiques, et les injections sous-cutanées de chlorhydrate de morphine de 0gr,01 à 0gr,02 calmeront les douleurs. Il faudra joindre un traitement général antiarthritique au traitement local, si l'origine de l'affection est rhumatismale ; dans ce cas, les sudorifiques (injections de nitrate de pilocarpine à la dose de deux à cinq gouttes) sont indiqués :

Nitrate de pilocarpine.........	50 centigr.
Eau distillée....................	10 grammes.

Les préparations de colchique, le salicylate de soude, le sulfate de quinine, la térébenthine seront aussi puissamment efficaces. Si la syphilis est l'origine du mal, les instillations d'atropine associées à celles de cocaïne, sont indiquées, et les injections sous-cutanées de peptonate d'hydrargyre (formule de Martineau et Delpech) sont d'une efficacité indiscutable, on pourrait les remplacer par :

Bichlorure d'hydrargyre......	1 gramme.
Chlorure de sodium..........	2 grammes.
Chlorhydrate de morphine....	20 centigr.
Eau........................	100 grammes.

(Dr de Wecker).

Injecter dix gouttes de cette solution.

KÉRATITE

(ABCÈS DE LA CORNÉE)

SYMPTOMES PRINCIPAUX

La kératite peut être tout à fait superficielle et ne se traduire que par une chute des couches les plus externes de l'épithélium cornéen ou une légère infiltration des lames superficielles de la cornée. D'autres fois les leucocytes assemblés en masse, constituent dans la cornée des abcès qui dissocient peu à peu le tissu qui les environne jusqu'à ce que le pus se soit fait jour tantôt au dehors, tantôt au dedans, c'est-à-dire dans la chambre antérieure où il forme un hypopyon. Au début, il y a photophobie, douleur périorbitaire et larmoiement : la conjonctive s'injecte par propagation de l'inflammation. La vue est plus ou moins troublée suivant le siège et l'étendue de l'abcès. La fièvre et l'anorexie accompagnent souvent le début de cette affection qui se rencontre surtout chez les sujets lymphatiques.

TRAITEMENT

Traitement du Dr Gillet de Grandmont

Vésicatoire volant derrière l'oreille correspondante : lotions astringentes antiseptiques froides s'il n'y a pas de douleurs névralgiques, chaudes dans le cas contraire. Collyre d'atropine et de cocaïne pour calmer la photophobie et dilater la pupille; si l'action mydriatique n'est pas obtenue, il faut recourir à la paracentèse, surtout si la tension intra-oculaire de la chambre antérieure est exagérée. S'il y a menace d'extension de l'abcès par diapédèse des leucocytes il faut employer le collyre d'ésérine, suivant, tout au moins en l'alternant avec celui d'atropine.

Sulfate neutre d'ésérine	5 centigr.
Eau distillée	10 grammes.

Contre la suppuration, pommade d'iodoforme :

Iodoforme porphyrisé	1 gramme.
Vaseline	10 —

Contre les douleurs névralgiques, la préparation suivante :

Sulfate de quinine	25 centigr.
Extrait gommeux thébaïque	1 —

Pour un cachet médicamenteux : deux à cinq à prendre par jour.

Contre la menace de perforation des parties profondes de la cornée, paracentèse; contre l'hypopyon, paracentèse ou mieux sclérotomie.

KÉRATITE PARENCHYMATEUSE OU INTERSTITIELLE

SYMPTOMES PRINCIPAUX

La plus longue de toutes les affections de la cornée; elle peut durer plusieurs mois, souvent plus d'une année. Elle se rencontre le plus fréquemment chez les enfants. La cornée est grise et louche : examinée à la loupe, cette teinte semble être le résultat de leucocytes arrêtés dans leur marche à travers les corpuscules de la cornée. La face interne de la cornée présente souvent un pointillé grisâtre dû à des dépôts granulés fibrineux : ni photophobie, ni douleur. Souvent la cornée se vascularise dans l'épaisseur même de son tissu, principalement si la maladie a été traitée par les compresses chaudes; puis les vaisseaux s'atrophient, les opacités cornéennes se résorbent et le tissu reprend souvent sa transparence primitive. Cette affection est considérée comme le résultat d'une syphilis héréditaire : elle s'accompagne fréquemment d'affections de l'ouïe et d'altérations particulières des dents qui présentent une érosion de l'émail.

TRAITEMENT

Cette affection qui est liée à un état particulier de la constitution, cède surtout à la médication interne : le grand remède est l'iodure de potassium à la dose de 1 à 3 grammes par jour.

Iodure de potassium..........	20 grammes.
Eau...........................	200 —

Une à trois cuillerées par jour.

Parfois il faut joindre les injections sous-cutanées de peptonate d'hydrargyre (formule de Martineau et Delpech).

Contre les menaces de synéchies postérieures, on instillera l'atropine ; on soumettra les malades aux douches oculaires froides, et l'on donnera des reconstituants.

Si l'on désire favoriser la vascularisation de la cornée, on emploiera les fumigations chaudes et aromatiques, au moyen du vaporisateur de Lourenço.

A la fin de la maladie les excitants légers de la cornée seront utiles, et parmi eux la pommade à l'oxyde jaune d'hydrargyre :

Oxyde jaune d'hydrargyre......	25 centigr.
Vaseline.......................	5 grammes.

KÉRATITE PHLYCTÉNULAIRE

SYMPTOMES PRINCIPAUX

Apparition sur la cornée de phlyctènes ou vésicules, qui déterminent de vives douleurs avec une photophobie marquée, s'ulcèrent au bout de quelques jours, suppurent et laissent, par suite de la cicatrisation, une taie souvent rebelle : se rencontre souvent chez les enfants lympathiques, est sujette à des retours fréquents.

TRAITEMENT

Traitement du Dr Gillet de Grandmont

Chez les enfants : vésicatoires volants derrière l'oreille correspondante. Lotions biquotidiennes froides avec la solution antiseptique suivante :

Acide phénique.........	ãã	50 centigr.
— salicylique........		
Alcool.....................		25 grammes.
Eau........................		100 —

Une cuillerée par verre d'eau.

Contre la photophobie on emploie un collyre ainsi composé :

Sulfate neutre d'atropine......	5 centigr.
Eau..........................	10 grammes.

Deux gouttes par jour.

Contre la phlyctène, la pommade suivante :

Oxyde rouge d'hydrargyre obtenu par voie humide.........	25 centigr.
Vaseline.....................	5 grammes.

Si cette pommade est trop irritante, projeter seulement une faible quantité de :

Acide borique porphyrisé......	10 grammes.
(Dr Galezowski).	

Pour combattre la douleur et l'injection périphérique, employer la cocaïne :

Chlorhydrate de cocaïne.......	25 centigr.
Eau distillée.................	5 grammes.

S'il y a tension exagérée du globe, et contraction pupillaire résistant aux mydriatiques, pratiquer l'évacuation de l'humeur aqueuse.

Traitement général contre le lymphatisme.

LARYNGITE

LARYNGITE AIGUË

SYMPTOMES PRINCIPAUX

Au niveau du larynx, douleur généralement légère, augmentée par la pression,et surtout par l'exercice de la parole. La déglutition des aliments solides est quelquefois un peu pénible. Petite toux sèche. Le timbre de la toux est quelquefois grave et enroué, d'autres fois aigu, sec et sibilant; parfois enfin elle est tout à fait croupale, et dans d'autres cas il se produit des quintes qui occasionnent une douleur assez vive au larynx, et une sensation de déchirement. Expectoration nulle ou peu abondante ; crachats petits, formés de mucus transparent dans lesquels on rencontre parfois des stries de sang ou du pus.

Altération de la voix, qui est enrouée, cassée ou couverte, et, dans certains cas, presque éteinte.

TRAITEMENT

Traitement de la laryngite aiguë (Dr Gouguenheim)

1° Pulvérisation du pharynx avec de la décoction tiède de laitue au moyen du pulvérisateur de Richardson.

2° Prendre le soir deux cuillerées à soupe du sirop suivant :

Sirop diacode........................	ãã
Sirop de bourgeons de sapin............	

3° En cas de douleur violente, pansement intra-laryngien ou à l'entrée du larynx, avec une très petite éponge trempée dans une solution de chlorhydrate de cocaïne.

Traitement des laryngites infantiles (Dr J. Simon)

Alcoolature de racine d'aconit..	10	gouttes.
Teinture de belladone.........	10	—
Eau de laurier-cerise..........	15	grammes.
Eau de fleurs d'oranger........	60	—
Eau de tilleul..................	60	—
Sirop simple....................	30	—

Par cuillerées à bouche. Si l'enfant ne dort

pas, donner 5 grammes de codéine, pourvu que le petit malade soit sevré.

LARYNGITE CATARRHALE CHRONIQUE

SYMPTOMES PRINCIPAUX

Altération de la voix qui varie depuis l'enrouement léger jusqu'à l'aphonie complète : le voix est d'abord un peu voilée, un peu couverte : le malade a besoin de tousser pour que la parole soit nette; l'enrouement, d'abord faible le matin devient plus fort dans la journée et surtout le soir.

L'enrouement muqueux cesse d'ordinaire après un effort de toux ou d'expectoration.

Si l'enrouement est strident, l'aphonie arrive bientôt.

Petite toux sèche. Pas ou peu de douleur.

TRAITEMENT

Traitement du Dr Gouguenheim

1° Tisane de bourgeons de sapin (10 grammes pour un litre d'eau).

2° Eau sulfureuse, le matin (Enghien, Eaux-Bonnes, La Raillère).

3° Inhalation de goudron au moyen de goudronnière.

4° Pansement intra-laryngien avec la solution suivante :

Chlorure de zinc...............	1	gramme.
Eau distillée....................	30	—

F. S. A. Pour usage externe.

LARYNGITE STRIDULEUSE

SYMPTOMES PRINCIPAUX

Subitement, au milieu de la nuit, un enfant est pris d'un accès d'oppression. Il se réveille en sursaut, dans une agitation fébrile, considérable : sa toux est rauque, très fréquente, mais forte et bruyante ; sa respiration est haletante, entrecoupée, accompagnée pendant l'inspiration d'un bruit aigu, d'un sifflement laryngien strident, sa voix modifiée dans son timbre, éteinte dans le moment des accès, est rauque, enrouée dans l'intervalle, aboyante.

TRAITEMENT

Le Dr J. Simon donne un vomitif, et ensuite la potion suivante :

Eau de tilleul...........	} āā	60 grammes.
Eau de fleurs d'oranger....		
Teinture de belladone.....	} āā	5 gouttes.
Teinture d'aconit..........		
Sirop de Tolu.............		30 grammes.

A faire prendre par cuillerées.

Si l'enfant tousse, on ajoute de 5 à 10 centigrammes de kermès. Enfin pendant la quinte de toux, on place au-devant du cou soit un sinapisme, soit une compresse d'eau chaude.

Après le vomitif, ce médecin conseille aussi la potion suivante :

Potion antispasmodique (Dr J. Simon)

Kermès minéral...........	5 à	10 centigr.
Alcoolature de racine d'aconit	5 à	10 gouttes.
Teinture alcoolique de belladone................	5 à	10 gouttes.
Sirop de fleurs d'oranger.......		30 grammes.
Eau de tilleul................		120 —

Par cuillerée à dessert d'heure en heure ou de demi-heure en demi-heure.

Pour les personnes, dit le professeur Jaccoud, prédisposées aux fluxions catarrhales sur le larynx, le meilleur traitement prophylactique est l'hydrothérapie simple ou sous forme de bain russe, et la cure thermale d'Ems ou d'Obersalzbrunn.

LEUCORRHÉE

SYMPTOMES PRINCIPAUX

Prurit léger à la vulve et au vagin, se propageant quelquefois jusqu'à l'utérus, s'accompagnant d'un écoulement liquide, séreux et limpide, qui devient de plus en plus épais, et prend une couleur jaune verdâtre, et enfin blanchâtre ; à cette époque il diminue et l'écoulement des urines cesse d'être douloureux. La muqueuse des grandes lèvres et du vagin est rouge ; la malade éprouve des douleurs dans les aines, au périnée et à l'hypogastre. Les urines, par leur passage sur l'urèthre ou les petites lèvres, y déterminent de la cuisson. Lorsque le catarrhe est chronique, il existe en général peu de douleurs dans les parties génitales ; l'écoulement est abondant et continuel, ou seulement a lieu quelques jours après les règles ; il s'accompagne généralement alors de douleurs dans les jambes et dans les cuisses, de langueurs, de dérangements des digestions et de tiraillements d'estomac.

TRAITEMENT

Injections antileucorrhéiques (Dr Aran)

Sulfate de zinc................	4 grammes.
Eau..........................	1 litre.

ou

Sulfate d'alumine et de potasse.................. 4 à	8 grammes.
Eau..........................	500 —

ou

Tannin...	4 grammes.
Sulfate de zinc..............	4 —
Eau..........................	500 —

ou

Sulfate d'alumine et de potasse.	4 grammes.
Décoction d'écorces de chêne..	500 —

Duclos (de Tours) conseille d'introduire des sachets de mousseline, en forme de doigt de gant, contenant farine de graine de lin mélangée au quinquina ou au ratanhia en poudre, additionnée de sous-nitrate de bismuth, et dans le cas d'érosion du col utérin il ajoute du calomel et enfin du borax : dans le cas de douleur vive, il mélange à sa farine de lin de la poudre de belladone.

Il faut retirer ces sachets tous les jours et faire une injection.

Ricord, dans le cas de catarrhe utérin, outre la cautérisation du col de la cavité par le nitrate d'argent tous les trois ou quatre jours, outre le régime tonique, le vin de quinquina, les pilules de fer, conseille des injections trois fois par jour avec :

Sulfate de zinc................	6 grammes.
Infusion de thé vert............	1 litre.

Bouchut et Desprès recommandent les injec-i ons suivantes :

Perchlorure de fer...........	15 grammes.
Eau de morelle...............	1 litre.

ou :

Sublimé......................	80 centigr.
Eau..........................	500 grammes.

Delioux de Savignac vante les injections avec :

Décoction de feuilles de myrte.	30 grammes.
Eau..........................	1 litre.

Pilules contre la leucorrhée (Ferrand)

Gentiane pulvérisée..........	5 grammes.
Cannelle.....................	ãã 2 grammes.
Rhubarbe.....................	
Oxyde noir de fer............	
Copahu solidifié.............	9 —

F. S. A. cent pilules. Quatre matin et soir.

Il recommande en outre deux injections par jour avec :

Sulfate de fer...............	8 grammes.
Tête de pavot................	n° 1
Eau bouillante...............	1 litre.

Traitement du Dr Chéron

Racine d'aulnée..............	12 grammes.
Eau bouillante...............	150 —

Prendre chaque matin;
ou bien

Teinture d'aulnée............	10 grammes.
Julep gommeux au vin de Malaga......................	120 —

Prendre en deux fois avant le repas, tous les jours,
ou bien encore :

Extrait d'aulnée..............	10 grammes.
Poudre de réglisse............	Q. S.

Pour quarante pilules. Prendre une à quatre pilules avant chaque repas.

L'infusion est préférable.

Glycérolé pour tampons dans la leucorrhée (Dr West)

Tannin.........................	10 grammes.
Glycérine......................	40 —

Si la leucorrhée se montre à la place de règles supprimées, on donne chaque jour :

Poudre de sabine.........	30 ou 50 centigr.

ou :

Sabine pulvérisée.............	8 grammes.
Fer...........................	4 —
Extrait aqueux d'aloès.........	1gr,25
Mucilage de gomme adragante.	50 centigr.

M. S. A. Faites des pilules de 0gr,10.

Trois à quatre pilules deux ou trois fois par jour.

Traitement de la leucorrhée infantile

1° Propreté extrême des parties malades. Lotions avec : eau de son, de feuilles de noyer, eau de Goulard, etc.

2° Modifier les surfaces atteintes : Le sublimé (0gr,10 p. 300) en bains de siège ou en lotions : l'acide phénique (5 p. 1000) ; le coaltar saponiné mitigé d'eau à parties égales : enfin les cautérisations avec la solution de nitrate d'argent (0gr, 20 p. 30 grammes). Entre les lavages, faire mettre sur les grandes lèvres une mêche de charpie imprégnée de coaltar saponiné ou de pommade au précipité rouge.

3° Traitement général : pour les lymphatico-strumeux, l'huile de foie de morue à haute dose et ses succédanés, le quinquina. Pour les herpétiques, l'arsenic sous forme de sirop.

Autre (Dr Descroizilles)

Chez la petite fille, on doit substituer aux injections les irrigations faites avec une canule à plusieurs orifices dont l'extrémité est maintenue à 3 ou 4 centimètres de la vulve. Tantôt on donne la préférence aux substances émollientes, telles que la mauve, la guimauve, la graine de lin, le son, associées ou non à la morelle ou à la tête de pavot. Tantôt on se servira d'astringents, sulfate de cuivre ou de zinc, de l'alun, du tannin, des feuilles de noyer ou des roses de Provins. Si l'écoulement est odorant, on emploiera le permanganate de potasse, l'eau phéniquée, le sulfite de soude. S'il est nécessaire de cautériser, on peut employer une solution au 1/10 de nitrate d'argent, ou le crayon dans le cas d'ulcérations profondes. En dehors de cette thérapeutique locale, on se trouvera bien des bains généraux d'amidon ou de son, des bains alcalins ou sulfureux, bains de sel de Pennès, d'eau de mer. Si les malades sont anémiques, on donnera des préparations toniques, les ferrugineux, le quinquina ou l'huile de foie de morue. Quelques-unes supportent mieux le sirop de gentiane ou les préparations amères dans lesquelles on associe la teinture de colombo ou celle de Baumé, et du sirop d'écorces d'orange. S'il y a des oxyures, on donnera du calomel et de la santonine à petites doses : on fera mettre des suppositoires à l'onguent hydrargyrique.

LICHEN

SYMPTOMES PRINCIPAUX.

Papules de la grosseur d'un grain de millet occasionnant un prurit des plus intenses, et au sommet desquelles apparaissent de petites vésicules qui s'ulcèrent, d'où s'écoule un liquide séro-purulent très peu abondant bientôt converti en petites croûtes jaunâtres, proéminentes, molles et peu adhérentes.

TRAITEMENT

Bains de son et d'amidon, tisanes émollientes. Contre le prurit, employer les bains frais, les lotions avec l'eau blanche, l'eau vinaigrée ou la lotion suivante :

Lotion contre le lichen (Dr Bazin)

Sublimé........................	10 centigr.
Eau............................	300 grammes.

ou pommades opiacées, l'oxyde de zinc, l'huile de cade pure ou mélangée avec l'huile d'amandes douces.

Contre l'état hypertrophique de la peau, employer les pommades à l'iodure de potassium ou à l'iodure de plomb. Si la peau est rude et sèche, prescrire les bains de vapeur.

Si la maladie résiste, préparations arsenicales, solution de Fowler, de Pearson, l'arséniate de fer.

Envoyer les malades scrofuleux à Louesche

ou à Kreusnach, les arthritiques à Vichy, Royat, Ems, les herpétiques à Plombières, la Bourboule, Uriage, Saint-Gervais.

MÉNINGITE

MÉNINGITE CÉRÉBRALE

SYMPTOMES PRINCIPAUX

Céphalalgie. Délire. Vomissements. Agitation. Mouvements convulsifs. Contracture. Altération de la face. Collapsus profond. Coma. Machonnement. Grincement des dents. Soif vive. Langue rouge, sèche.

TRAITEMENT

Émissions sanguines locales ou générales. Calomel à doses fractionnées (0gr, 05 en douze doses, une toutes les heures).

Glace sur la tête.

Pommade contre la méningite (Dr H. Roger)

Onguent mercuriel double.....	25 grammes.
Extrait de belladone..........	5 —

Mêlez.

On fait des onctions, matin et soir, avec gros comme une noisette de cette pommade, sur les tempes, et derrière les oreilles, afin de calmer les douleurs profondes de la tête. On applique en outre sur le front un bandeau mouillé, et des sinapismes aux membres supérieurs et inférieurs.

MÉNINGITE TUBERCULEUSE

SYMPTOMES PRINCIPAUX

Première période. — Frissons. Céphalalgie. Vomissements opiniâtres. Constipation. Morosité, apathie ; quelques mouvements convulsifs de la face, des lèvres, des yeux ou des membres ; vascularisation de la peau qui, une demi-minute ou une minute après un léger frottement avec le doigt, fait apparaître sur toute l'étendue du point frotté des taches rosées qui se montrent surtout sur le ventre ou sur les cuisses. Sommeil nul ou agité, inquiet, interrompu par des cris hydrencéphaliques. Ventre creusé en carène. Pouls régulier.

Deuxième période. — Somnolence remplaçant les cris : plus de vomissements ni de mouvements convulsifs : pouls inégal, intermittent et lent ; la peau se refroidit. Intermittences dans la respiration. Poussées sanguines à la peau de la face.

Troisième période. — Pouls plus fréquent et plus régulier. La somnolence augmente jusqu'au coma. Strabisme. Paralysie générale ou partielle. Soubresauts des tendons, mouvements convulsifs. Convulsions violentes. Respiration inégale et lente.

TRAITEMENT

Traitement du Dr H. Roger

Calomel à la vapeur...........	10 centigr.
Scammonnée d'Alep pulvérisée.	30 centigr.
Sucre de lait pulvérisé........	4 grammes.

Mêlez exactement et divisez en dix prises.

En donner d'heure en heure aux enfants jusqu'à ce qu'on ait obtenu deux selles. En même temps on applique sur la tête des compresses d'eau glacée additionnée d'éther ou de chloroforme. Quand la maladie est plus avancée, on place un vésicatoire volant à la face interne de chaque cuisse.

Traitement des Drs Rilliet et Barthez

Calomel à doses fractionnées. Si la somnolence s'établit, faire raser la tête, et faire des frictions avec la pommade stibiée.

Si les symptômes ataxiques dominent, prescrire un looch avec 0gr,60 à 1 gramme de musc; des lavements avec 1 gramme à 2 grammes d'asa fœtida; des frictions avec une éponge trempée dans l'eau de laurier-cerise. Si, au contraire, c'est la forme comateuse qui l'emporte, placer des vésicatoires aux jambes et aux cuisses.

MÉTRITE

SYMPTOMES PRINCIPAUX

Douleur obtuse et gravative de l'hypogastre, coïncidant quelquefois, lorsque c'est le corps de l'organe qui est enflammé, avec un gonflement obscur et même une tumeur circonscrite dans cette région. Cette douleur, qui augmente par la pression, se propage bientôt aux aines, aux lombes, à la vulve, au périnée et à la partie supérieure des cuisses ; pesanteur du rectum, besoins fréquents d'aller à la garde-robe et d'uriner : constipation, dysurie.

Lorsque le col de l'utérus est le siège de l'inflammation, il est dur, tuméfié, très douloureux au moindre contact, retiré sur lui-même, plus chaud qu'à l'état normal. Liquide rougeâtre s'écoulant du vagin, après avoir été précédé de coliques et de douleurs dans les lombes.

Lorsque la métrite est chronique ces différents symptômes sont moins intenses, et très souvent il s'établit un écoulement vaginal quelquefois très fétide.

TRAITEMENT

Teaitement de la métrite aiguë (Dr Gallard)

Injections de feuilles d'eucalyptus : insufflation sur le col de l'utérus, tous les deux jours, de la poudre astringente suivante :

Tannin..................	10 à 20	grammes.
Poudre d'iris.................	20	—
Poudre de riz................	30	—

Tous les deux jours, injections utérines d'eau phéniquée à 1/100. Injections vaginales et traitement tonique. Pour faire les injections utérines on place le spéculum et on le fixe, puis on introduit dans l'orifice du museau de tanche l'extrémité d'une sonde fine en gomme très souple. Il faut se servir d'une pince à anneaux permettant de saisir la sonde très près de son extrémité portant les deux orifices; on l'introduit à une profondeur de 4 à 5 centimètres. On pousse une injection : une partie ressort par l'orifice utérin, autour de la sonde, l'autre partie sort par l'orifice libre de la sonde. On fait trois à quatre injections de suite. Les premières introductions de la sonde dans la cavité utérine peuvent déterminer des hémorrhagies : il est urgent de les arrêter de suite, en injectant une solution de perchlorure de fer qui dispense de l'injection d'eau phéniquée qu'on remet à la séance suivante.

Pommade résolutive dans la métrite (Dr Martineau)

Axonge benzoïnée............	50	grammes.
Huile d'amandes douces.......	15	—
Iodure de potassium..........	10	—
Extrait de belladone..........	4	—
Teinture de benjoin...........	4	—
Hyposulfite de soude..........	1	—

M. S. A. Pour porter sur le col à l'aide de tampons d'ouate.

Traitement de la métrite interne ou muqueuse, appelée aussi métrite catarrhale (Dr Alph. Guérin)

Application de vingt à trente sangsues sur l'hypogastre ; bains entiers de quatre à cinq heures de durée. Application sur l'hypogastre, de vessies remplies de glace. Frictions mercurielles belladonées. User largement des purgatifs autres que l'aloès et la rhubarbe.

Traitement de la métrite chronique (Dr Gallard)

Quand la surface ulcérée est large, rouge, mollasse, et que le col est considérablement tuméfié, surtout s'il y a un peu d'empâtement dans les tissus péri-utérins, il est bon de modifier cette surface avec la teinture d'iode. Quand les ulcérations sont facilement saignantes et ont un aspect variqueux, on peut toucher avec le perchlorure de fer (solution Pravaz à 30°). Scanzoni préconise l'acide pyroligneux. M. Gallard lui préfère l'acide acétique cristallisable, quoique son application soit très douloureuse, ou l'acide phénique dissous dans l'alcool. M. Siredey emploie l'acide chromique. Il faut se servir d'un pinceau d'amiante, ou si l'on n'a à sa disposition qu'un pinceau de charpie, avoir soin de le porter immédiatement sur la partie à cautériser, sans le tenir trop longtemps à l'air, car alors la charpie se carboniserait sous l'influence de l'action de l'acide chromique.

Lorsque les ulcérations pénètrent jusque dans

le col, M. Gallard recommande l'emploi de crayons médicamenteux ainsi composés :

Tannin........................	2 grammes.
Glycérine pure.................	3 gouttes.

Pour quatre crayons de 5 centimètres de long.

M. Gallard préfère la solution de nitrate d'argent au crayon.

Pilules contre la métrite chronique (Dr Gallard)

Ergotine.................	āā	5 grammes.
Carbonate de fer.........		
Extrait gommeux d'opium.		25 centigr.

Pour cinquante pilules, dont on prendra quatre par jour.

Lavement dans la métrite interne chronique (Dr Aran)

Aloès........................	5 grammes.
Savon médicinal..............	5 —
Eau bouillante...............	100 —

Laissez refroidir. A prendre en une seule fois le soir en se couchant après avoir débarrassé l'intestin par un grand lavement tiède. Les effets sont d'autant plus remarquables que les malades gardent les lavements plus longtemps. On peut en faire prendre un tous les jours, jusqu'à ce qu'il survienne de l'irritation du rectum et de l'anus : on suspend pour recommencer quelques jours après si l'écoulement a été modifié.

Le Dr Terrillon conseille dans la métrite parenchymateuse des scarifications sur le col.

Traitement de la métrite parenchymateuse (Dr West)

Teinture d'iode	4	grammes.
Acide tannique	30	—
Glycérine neutre	300	—

Mêlez. Faites dissoudre à chaud sans eau, et ajoutez l'iode. Tous les trois jours, un tampon d'ouate imbibé de ce mélange, et laissé huit heures sur le col. Faire matin et soir sur les reins des frictions avec le liniment suivant :

Chloroforme	10	grammes.
Éther sulfurique	15	—
Alcool camphré	120	—

Enfin on fera prendre avant chaque repas une cuillerée à bouche du mélange suivant :

Sirop d'écorces d'oranges amères	350 grammes.
Bromure de potassium.........	20 —

MÉTRORRHAGIE

SYMPTÔMES PRINCIPAUX

Pendant l'état de vacuité. — Écoulement abondant par le vagin de sang liquide ou coagulé, ayant lieu d'une manière continue ou à des intervalles, survenant lors de la menstruation ou à d'autres époques, et s'accompagnant de pesanteur à l'hypogastre, dans les lombes ou aux cuisses, et de contractions très douloureuses lors de l'expulsion du sang.

Après l'accouchement. — Écoulement sanguin quelquefois extrêmement abondant et rapide. Sentiment de pesanteur à l'épigastre, pâleur du visage, éblouissements, petitesse du pouls, syncopes, douleurs de reins, frisson spasmodique.

Lorsque le sang s'accumule dans l'utérus, cet organe devient volumineux, se distend ; il paraît avoir plus de volume et moins de dureté qu'à l'ordinaire. Le doigt introduit dans le vagin trouve l'orifice utérin obstrué par un caillot ou par le placenta dévié fortement en arrière ou resserré spasmodiquement. La main introduite dans l'utérus y trouve une grande quantité de caillots et de sang liquide.

TRAITEMENT

Position horizontale. Tête basse. Compresses froides sur l'abdomen. Boissons fraîches et acidulées.

Potion antimétrorrhagique (Professeur Courty)

Eau bouillante	100	grammes.
Feuilles de digitale	30	centigr.

Faites infuser et ajoutez :

Sirop de grande consoude	30	grammes.
Eau de fleurs d'oranger	30	—
Teinture de cannelle	15	—
Extrait de ratanhia	4	—

Ergotine Bonjean..............	1 gramme.
Extrait thébaïque..............	10 centigr.

M. S. A. Une cuillerée à bouche toutes les douze heures ou toutes les six heures, et plus souvent, si c'est nécessaire.

Ce même professeur affirmait que les applications chaudes, non seulement sur les lombes, mais sur tout le corps et particulièrement sur la muqueuse génitale, étaient d'excellents moyens de suspendre l'hémorrhagie interne, de prévenir la perte de sang et même de dissiper l'hyperhémie congestive de l'utérus, du vagin et de l'appareil génital.

Injection sous-cutanée antimétrorrhagique
(Dr J. Lucas-Championnière)

Ergotine Bonjean.............	2	grammes.
Glycérine....................	15	—
Hydrolat de laurier-cerise.....	15	—

Faites dissoudre.

On peut y ajouter une trace de salicylate de soude pour en assurer la conservation. Quand la femme est accouchée, et immédiatement après la délivrance, on lui injecte à la partie supérieure externe et postérieure de la cuisse, 1 à 2 grammes de cette solution pour prévenir l'hémorrhagie, et l'arrêter quand elle se déclare.

Autre (Dr Moutard-Martin)

Ergotine	2	grammes.
Glycérine	15	—
Eau	15	—

Injecter 1 gramme à 1gr,50 de cette solution.

Autre (Dr Bucquoy)

Glycérine	30	grammes.
Ergotine	2	—

On injecte 1 gramme de cette solution.

Autre (Dr Dujardin-Beaumetz)

Extrait d'ergot d'Yvon	1gr,20
Eau	8 ,80

On en injecte 2 grammes.

Les injections sous-cutanées d'ergotinine Tanret à la dose de 3 gouttes réussissent admirablement, et avec une promptitude inouïe.

Le Dr Porak, en cas d'inertie utérine, décolle d'abord le placenta et ensuite emploie les préparations d'ergot. Selon lui, l'ergot ne doit jamais être employé tant que l'utérus n'est pas vide.

Le Dr Ricord conseille les injections d'eau chaude à 50° centigrades portées directement sur le col à l'aide du tuyau d'un irrigateur dépourvu de sa canule en caoutchouc.

Le Dr Constantin Paul conseille des injections sous-cutanées d'extrait d'ergot de seigle, faites avec le liquide suivant :

Extrait hydro-alcoolique d'ergot des hôpitaux	2	grammes.
Eau	15	—
Glycérine	15	—

Le Dr Després conseille l'administration du café noir à la dose de six tasses par jour.

Du traitement des hémorrhagies utérines (Dr Chéron)

Poudre de capsicum............ 5 grammes.

En trente pilules.

Prendre une pilule avant chaque repas. La dose peut être portée à six pilules par jour.

ou :

Extrait aqueux de capsicum.... 5 grammes.

En trente pilules. Même mode d'emploi.

ou :

Teinture de capsicum........	3	grammes.
Rhum........................	30	—
Julep gommeux...............	120	—

Prendre par cuillerée à bouche toutes deux heures.

Pilules hémostatiques (Dr Huchard)

Ergotine................	āā	2 grammes.
Sulfate de quinine.......		
Poudre de digitale........	āā	20 centigr.
Extrait de jusquiame......		

Pour vingt pilules; de cinq à huit ou dix par jour.

Poudre contre la ménorrhagie (Dr Delioux de Savignac)

Feuilles de myrte pulvérisées...	10	grammes.
Sucre pulvérisé	5	—

Mêlez et divisez en dix paquets.

Un ou deux paquets par jour.

Si la perte est considérable, on porte dans le col utérin un gros tampon d'ouate, imbibé d'une solution de tannin fortement chargée de poudre de myrte, et on achève le tamponnement du vagin avec de l'ouate sèche.

Pilules contre la ménorrhagie (Dr Martineau)

Nitrate de potasse............	4	grammes.
Teinture de digitale..........	40	gouttes.
Sirop de limons...............	16	grammes.
Eau pure......................	165	—

Mêlez. En prendre deux grandes cuillerées toutes les quatre heures.

Injections et lotions contre la ménorrhagie (Dr West)

Matico..................	40 à 60	grammes.
Eau bouillante................	1	litre.

Faire bouillir légèrement.

MIGRAINE

SYMPTOMES PRINCIPAUX

Douleur limitée à un seul côté de la tête, et donnant la sensation de chaleur : tension, pesanteur, serrement des tempes, élancements, déchirements, pulsations. Insomnie opiniâtre, le malade recherche le repos et l'obscurité. Nausées, vomissements.

TRAITEMENT

Poudre contre la migraine menstruelle (Dr Chéron)

Prendre tous les jours pendant tout le temps qui sépare les périodes menstruelles, et cela jusqu'à disparition complète de l'affection, les doses suivantes :

Poudre de guarana fraichement préparée	3 grammes.
Bicarbonate de soude	50 centigr.

En un paquet. A prendre dans un demi-verre d'eau avant les repas.

Pilules contre la migraine (Dr Hervez de Chégoin)

Sulfate de quinine...............	5 centigr.
Tannin...........................	5 —
Aconitine........................	1 milligr.

Pour une pilule. De une à quatre pilules par jour. Commencer par une.

Le Dr Dujardin-Beaumetz conseille :

Teinture de gelsémium......	50 grammes.
Sirop simple................	1000 —

Une cuillerée à bouche trois à quatre fois par jour : chaque cuillerée correspond à 0gr,05 de poudre de racine de gelsémium.

Les Drs Bourdon et Luton prescrivent les injections sous-cutanées de morphine dans la la migraine de cause abdominale.

Le Dr Bouchut fait prendre :

Chloral hydraté............	1 à 2 grammes.

en capsules ou dans du sirop de groseilles, et des applications de teinture d'iode sur la tempe et dans les cheveux, que l'on peut remplacer par des frictions avec l'essence de Ward.

Le Dr C. Paul préconise l'emploi de petits cônes de paraffine dans laquelle est incorporée de l'essence de menthe.

L'administration de 1 gramme de salicylate de soude au début a aussi donné de bons résultats.

NÉVRALGIE FACIALE

SYMPTOMES PRINCIPAUX

Deux espèces de douleurs, l'une fixe, gravative, contusive, l'autre intermittente et lancinante.

Onze points douloureux où la pression augmente la douleur. Élancements violents revenant à des intervalles variables, suivant ordinairement le trajet du nerf : les uns ressentant une chaleur brûlante, une douleur déchirante, perforante, un sentiment de tension, d'arrachement ; d'autres comparant leur douleur à une étincelle électrique.

Chez quelques malades, photophobie, larmoiement et rougeur de l'œil. Convulsions, contorsions, spasmes, tremblement de la face.

TRAITEMENT

Pilules contre la névralgie faciale (Dr Laborde)

Sulfate de quinine.............	20 centigr.
Azotate d'aconitine cristallisé de Duquesnel..................	1/4 milligr.
Poudre de quina..............	Q. S.

Pour une pilule.

Donner de quatre à cinq pilules semblables dans les vingt-quatre heures, en ayant soin de mettre au moins un intervalle de quatre heures entre l'administration de chaque pilule.

Potion antinévralgique (Dr Féréol)

Sulfate de cuivre ammoniacal..................	10 à 15 centigr.
Sirop de fleurs d'oranger ou de menthe..................	30 grammes.
Eau distillée..................	100 —

F. S. A. une potion à prendre par cuillerées à bouche dans les vingt-quatre heures au moment des repas, et la continuer pendant douze à quinze jours.

Poudre antinévralgique (Dr Féréol)

Sulfate de cuivre ammoniacal....	2	centigr.
Sous-nitrate de bismuth.........	25	—

Pour un cachet.

Cinq cachets par jour : deux au courant de chacun des principaux repas dans un peu d'eau, et le cinquième entre les repas. Avaler une tasse de lait par-dessus le dernier. On peut augmenter progressivement la dose jusqu'à dix cachets par jour, en ayant soin de les donner toujours avec des aliments, ou au moins avec du lait. Le sulfate de cuivre ainsi administré, cause moins de dégoût que quand il est pris en potion, et ne laisse pas de saveur cuivrée dans la bouche. Le plus souvent il est bien toléré, et on est forcé de n'y renoncer que quand il provoque des vomissements. C'est dans les névralgies rebelles que l'auteur le prescrit, et il a pu en continuer l'usage pendant trois semaines sans inconvénient.

Le professeur Gubler disait qu'il ne connaissait pas de névralgie de la cinquième paire, même le tic douloureux, qui ait résisté à l'aconitine. Il faut donner un demi-milligramme de nitrate d'aconitine à la fois, ce qui ne fait guère qu'un quart de milligramme d'aconitine. Gubler n'a jamais dépassé 0gr,006 d'aconitine.

M. le professeur Massini (de Basle) préconise contre les névralgies faciales la teinture de racine de gelsémium au 1/5; il l'administre par dose de 20 gouttes qu'il espace de demi-heure en demi-heure.

Ne pas dépasser soixante gouttes.

On a employé avec succès le nitrite d'amyle à la dose de trois gouttes mises sur un mouchoir et qu'on faisait respirer. Dans un cas on est allé jusqu'à huit gouttes.

ŒDÈME DE LA GLOTTE

(ÉPIGLOTTITE ET ARYTÉNOIDITE TUBERCULEUSE)

SYMPTOMES PRINCIPAUX

Au début, peu de douleur au larynx, apyrexie. Voix rauque, faible, respiration sonore, sifflante, avec le caractère spécial de facilité dans l'expiration et de difficulté dans l'inspiration. Alors se montre la fièvre. Les efforts de déglutition ou d'expulsion des corps étrangers deviennent plus douloureux. Soudain, éclate un premier accès de suffocation, qui se reproduit à des intervalles de plus en plus rapprochés. Voix éteinte. Sensation de corps étrangers à la gorge. Les liquides ingérés reviennent par le nez; la face est livide, la fièvre continue, le pouls petit. Enfin la mort arrive.

TRAITEMENT

Traitement du Dr Gouguenheim

Pansement des parties malades au moyen d'un pinceau trempé dans une solution au 1/20 de chlorhydrate de cocaïne. Tous les jours, et même tous les deux jours si l'aryténoïdite domine, pratiquer le pansement à l'aide du miroir laryngoscopique.

ONYXIS

ONYXIS TRAUMATIQUE

SYMPTOMES PRINCIPAUX

Aussitôt après l'accident, douleur très vive, sensation de chaleur; du pus se dépose entre l'ongle et la matrice, et s'échappe bientôt autour de sa circonférence. L'ongle s'ébranle et tombe, laissant à nu le derme plus ou moins rouge. Quelquefois la chute de l'ongle s'observe à la suite des contusions les plus légères, la pression de la chaussure suffit quelquefois.

TRAITEMENT

Émollients, bains locaux.

ONYXIS CHRONIQUE

SYMPTOMES PRINCIPAUX

Tuméfaction légère, cercle rougeâtre au niveau de la racine de l'ongle, puis le gonflement augmente, la peau prend une teinte violacée et finit par s'ulcérer. Une suppuration abondante très fétide se fait entre la racine de l'ongle et de la peau. L'ongle se ternit, devient jaunâtre, se décolle et tombe. Le doigt ressemble à une épaisse spatule, et l'ongle se trouve remplacé par des lamelles de substance cornée.

TRAITEMENT

Ablation de la matrice de l'ongle (Dupuytren).

ONGLE INCARNÉ

SYMPTOMES PRINCIPAUX

Douleur pendant la marche, les bords de l'orteil s'ulcèrent, se gonflent, sécrètent du pus séreux. Puis l'ulcération devient plus profonde, les bords sont durs, calleux, vive douleur pendant la marche, enfin il peut y avoir carie et nécrose de la phalange.

TRAITEMENT

Redressement de l'ongle en le grattant à sa partie moyenne avec un morceau de verre, en interposant entre l'ongle et le doigt des lamelles de plomb ou de caoutchouc mince, et saupoudrer avec l'azotate de plomb les surfaces ulcérées. Ablation de l'ongle. Ablation des parties molles.

Traitement du Dr Bessières

Matin et soir on fait tomber deux gouttes de perchlorure de fer à 30° dans la rainure unguéale, et on laisse pousser l'ongle jusqu'à ce qu'on puisse le couper carrément au niveau de l'extrémité de l'orteil. Quand le bord tranchant de l'ongle repose sur un tissu d'aspect ligneux et tout à fait insensible, on arrache cette peau épaissie, ce qui se fait à peu près sans douleur, et on continue chaque jour l'emploi du perchlorure jusqu'à ce que cette peau ait été renouvelée deux ou trois fois. Le succès est alors assuré.

ORCHITE

SYMPTOMES PRINCIPAUX

Fièvre assez légère, frissons, malaise, sensation de pesanteur dans les bourses, douleurs dans l'aine, le périnée, la région lombaire : envies fréquentes d'uriner. Inflammation caractérisée par une tuméfaction assez rapidement développée, et qui envahit non seulement le testicule lui-même, mais encore les bourses; alors la tumeur est quelquefois énorme, elle est rouge, tendue, et le siège d'une douleur qui est très vive et augmente par la moindre pression, par la station et la marche, si les testicules ne sont pas soutenus. Cette douleur s'étend le long du cordon spermatique et retentit jusque dans les lombes; les fonctions de l'organe sont suspendues; cependant, dans quelques cas, une plus grande quantité de sperme est sécrétée, les phénomènes locaux sont accompagnés de symptômes généraux souvent très intenses.

TRAITEMENT

Pommade contre l'orchite (Dr Chéron)

Extrait de digitale.............. 3 grammes.
Vin blanc........................ 1/2 cuiller.

Pour dissoudre

Axonge........................ 30 grammes.

M. S. A. Une pommade à employer en frictions, matin et soir, gros comme une noisette.

Emplâtre calmant résolutif (Dr Ricord)

Emplâtre de Vigo............. 10 grammes.
Extrait de ciguë.............. 10 —
Extrait d'opium............... 1 —

Malaxez le tout, et étendez sur un morceau de peau de grandeur convenable.

Pommade fondante résolutive (Dr Langlebert)

Iodure de plomb ou de potassium.	1	gramme.
Extrait de ciguë..............	3	grammes.
Axonge récente...............	20	—

Mêlez.

Topique résolutif (Dr Diday)

Extrait de belladone...........	6	grammes.
Teinture d'iode................	6	—

Faites ramollir l'extrait dans quinze à vingt gouttes d'eau, et ajoutez la teinture d'iode. On l'applique avec un pinceau.

Le Dr Lawson prescrit aux malades atteints d'orchite deux gouttes de teinture d'anémone (pulsatile), selon la pharmacopée américaine, à prendre dans un peu d'eau toutes les deux heures.

Pommade contre l'orchite (Dr West)

Axonge..................		30	grammes.
Iodure de plomb.........	} āā	2	—
Extrait de ciguë.........			

F. S. A.

ORGEOLET

SYMPTOMES PRINCIPAUX

Petite tumeur furonculeuse siégeant plus souvent sur la paupière supérieure que sur l'inférieure. Au début, sensation de prurit assez vive, douleur, rigidité de la paupière, picotement, élancements. Après quelques jours de durée apparaît au sommet de la tumeur un point blanchâtre qui se crève, laisse écouler un liquide séreux, se referme, et s'ouvre de nouveau jusqu'à ce que le bourbillon soit éliminé.

TRAITEMENT

Pommade contre l'orgeolet (Professeur Panas)

Précipité rouge ou précipité jaune 5 centigr.
Axonge récente.................. 10 grammes.

Mêlez avec soin. Pour onction matin et soi sur le bord des paupières pour essayer d'arrêter la marche de l'orgeolet.

On peut dans le même but toucher la paupière malade avec un crayon de nitrate d'argent, ou avec un pinceau en blaireau trempé dans de la teinture d'iode. Lorsque la suppuration semble inévitable, on applique des corps gras neutres, et en particulier de l'huile d'amandes douces, aidée d'une compression légère des paupières.

Généralement l'élimination du bourbillon a lieu spontanément, sans incision préalable. Dans le cas contraire, on ponctionne avec une aiguille à cataracte, ou avec la pointe du couteau linéaire de de Græffe. Pour prévenir le retour de l'orgeolet, prescrire le fer, l'arsenic, les alcalins, les amers, l'hydrothérapie, les bains alcalins ou sulfureux, préserver les yeux de la paupière, des vents frais ou humides, au moyen de conserves bleues ou fumées.

OTALGIE

SYMPTOMES PRINCIPAUX

Ceux des névralgies des autres parties du corps, si ce n'est quelques différences tenant à la région et à l'organe affecté.

TRAITEMENT

Faire disparaître la cause, comme une dent cariée, un corps étranger dans l'oreille, un névrome situé au dessous de l'apophyse mastoïde (Itard), ou ailleurs, une otite, etc.

Traitement du Dr Miot

Maintenir dans le conduit auditif externe un bourdonnet de coton enduit avec :

Laudanum de Sydenham.......	2 grammes.
Huile de jusquiame...........	10 —
Éther sulfurique...............	X gouttes.

Ou faire une injection sous-cutanée de morphine, ou prendre du sulfate de quinine et de l'aconitine sous la forme suivante :

Sulfate de quinine.................. 1gr,20

Divisez en 4 paquets. Un à deux par jour.

Prendre en même temps par jour un à deux granules d'aconitine de Duquesnel de un quart de milligramme.

OTITES EXTERNES

A. — OTITE DIFFUSE

SYMPTOMES PRINCIPAUX

Douleurs dans l'oreille du côté correspondant de la tête. Bourdonnements, surdité variable. Rougeur de la portion osseuse du tympan, et même de la portion fibro-cartilagineuse. Pas de sifflement indiquant une perforation tympanique pendant l'insufflation d'air dans la caisse.

TRAITEMENT

Traitement du Dr Miot

Dans les cas suraigus, applications répétées de sangsues. Instillations fréquentes dans l'oreille du liquide suivant :

Décoction forte de tête de pavot..................	} āā	50 grammes.
Eau de goudron..........		

Quand l'inflammation est moins vive ou dans des cas moins prononcés, pratiquer des injections d'eau tiède doucement, trois fois par jour, et cinq à six instillations du liquide suivant que l'on fait tiédir :

Acide borique..................	1	gramme.
Eau de goudron................	10	grammes.
Glycérine pure.................	20	—

Si l'inflammation est sur son déclin, instillations, deux à six fois par jour, du liquide suivant que l'on aura préalablement fait tiédir :

Sulfate d'alumine..............	1	gramme.
Eau de goudron	30 à 50	grammes.
Hydrate de chloral........	20	centigr.

B. — OTITE PARASITAIRE

SYMPTOMES PRINCIPAUX

Démangeaisons et douleurs passagères plus ou moins fortes.

La plupart du temps bourdonnements et surdité. A l'examen objectif, lambeaux d'épiderme couverts de parties noirâtres (*aspergillus nigricans*) ou de poussière jaunâtre (*aspergillus flavescens*). Sous l'épiderme, le derme est rouge.

TRAITEMENT

Traitement du Dr Miot

Instillations matin et soir, pendant sept à huit jours, d'un mélange de glycérine et d'alcool au 1/10, au 1/15, puis d'alcool pur, dans le conduit.

C. — OTITE ECZÉMATEUSE

SYMPTOMES PRINCIPAUX

Démangeaisons vives dans le conduit, grattages répétés pour les calmer. Douleurs consécutives. Sécrétion de sérosité pure, puis purulente. Exfoliation épidermique avec ou sans sérosité, surdité en rapport avec le gonflement des tissus mous et l'accumulation des produits sécrétés.

TRAITEMENT

Traitement du Dr Miot

Traitement général approprié.

Traitement local : Contre l'eczéma humide :

1° Injection et instillation, deux fois par jour, d'eau de goudron et de sous-carbonate de soude (5 grammes par litres d'eau de goudron).

2° Matin et soir, badigeonnage du conduit avec la pommade suivante :

Pyrélaïne de goudron..........	10	grammes.
Vaseline......................	50	—
Soufre sublimé et lavé........	3	—
Alcool camphré................	2	—
Hydrate de chloral pur........	1	—

Deux à trois fois par semaine, imbiber toute la surface du conduit avec :

Teinture d'iode pure.........	2	grammes.
Glycérine .... }	ãã 5	—
Eau........................ }		

Iodure de potassium.........	50 centigr.
Laudanum de Sydenham.....	2 grammes.

Contre l'eczéma sec :

1° Enduire le conduit, une ou deux fois par jour, avec la pommade suivante :

Turbith minéral...............	25 centigr.
Vaseline......................	15 grammes.

D. — OTITE CIRCONSCRITE OU FURONCULEUSE

SYMPTOMES PRINCIPAUX

Douleurs vives intra et péri-auriculaires pendant quatre à cinq jours, exagérées par une pression exercée sur le méat auditif externe, une traction sur le pavillon ou des mouvements de l'articulation temporo-maxillaire. Tumeur limitée affectant une des parois de la portion cartilagineuse du conduit.

TRAITEMENT

Traitement du Dr Miot

Enduire, deux à quatre fois par jour et plus, la portion cartilagineuse du conduit avec :

Acide borique	1 gramme.
Glycérine pure	10 grammes.
Chlorhydrate de cocaïne...	1 gramme.

Traiter l'état général s'il y a lieu.

OTITE MOYENNE AIGUË (CATARRHE AIGU)

SYMPTOMES PRINCIPAUX

Douleur vive dans l'oreille, parfois dans les deux; souvent bruissements. La pression exercée avec le doigt sur l'apophyse mastoïde est douloureuse. Fièvre, insomnie, inappétence. Surdité plus ou moins grande de l'oreille affectée.

Première période. — Tympan un peu plus brillant; courbure un peu exagérée; quelques vaisseaux le long du manche du marteau.

Deuxième période. — Tympan comme couvert de buée, triangle lumineux terne, teinte grise mélangée à quelques tons d'un rouge clair. Vaisseaux à la périphérie, parfois des taches ecchymotiques.

Troisième période. — Imbibition assez forte du tympan qui est plus ou moins rouge dans une étendue variable. Apophyse externe et manche du marteau souvent invisibles. Triangle lumineux disparu, ou réduit à l'état de tache informe. Surface plane ou convexe dans la moitié postérieure, parfois dans la moitié antérieure ; ces deux moitiés séparées par une partie concave occupée par le manche du marteau. La partie convexe a parfois des teintes blanchâtres produites par du muco-pus qui refoule le tympan du côté du conduit.

Quatrième période. — Tympan plus ou moins rouge, imbibé : perforation laissant écouler dans le conduit du pus agité par un mouvement rhythmique à celui du pouls.

A l'auscultation, râles humides dans la trompe et dans la caisse, quelquefois à la seconde, toujours à la troisième et à la quatrième période. De plus à celle-ci, râles sibilants, gargouillements avec la sonde et pendant l'insufflation. Râles humides et gargouillements dans la trompe et dans la caisse.

Les bruits qui se produisent dans la caisse sont toujours superficiels ; ceux de la trompe sont plus ou moins lointains.

TRAITEMENT

Traitement du Dr Miot

Combattre la cause initiale. Repos à la chambre. Pédiluves sinapisés. Ventouses sèches à la nuque. Instillations fréquentes d'huile d'olive tiède dans l'oreille. Couvrir l'oreille avec un bandeau mince. Dans la période aiguë et suraiguë chez l'enfant de deux à dix ans, on ordonne :

1° Une sangsue, parfois deux, derrière l'oreille, au niveau du lobule.

2° Faire chaque jour de quatre à huit instillations de quatre à cinq gouttes chaque fois du liquide suivant, que l'on aura fait tiédir :

Chlorhydrate de cocaïne......	20 centigr.
Eau distillée..................	6 grammes.

3° Matin et soir, insufflation d'air dans la caisse par le Politzer, ou mieux insufflation, deux fois par jour, dans l'oreille moyenne avec la sonde préalablement introduite dans la trompe, du liquide suivant réduit en vapeur :

Camphre pulvérisé....... 1 cuillerée à café.
Eau.................... 1 verre.

4° Si le tympan bombe fortement, est très rouge, offre des reflets blanchâtres et est peut-être menacé de gangrène, ou sur le point de se perforer, il faut l'inciser largement dans une étendue de 0m,004 à 0m,006 sur la partie la plus convexe, à la moitié postéro-inférieure de préférence. Si on craint de léser des parties importantes, on incisera de préférence dans la moitié antéro-inférieure. L'incision facilite la sortie du pus, quand elle est pratiquée dans les parties déclives et dégorge le tympan.

OTITE MOYENNE CATARRHALE

(CATARRHE HUMIDE CHRONIQUE, DE TRŒLTSCH)
(CATARRHE DE L'OREILLE MOYENNE, VALLEROUX)

SYMPTOMES PRINCIPAUX

Douleur s'il survient un état aigu. Bourdonnements et surdité variables. Sensation de plénitude et ballottement dans l'oreille en secouant la tête, quand la quantité de liquide dans la caisse est appréciable. Égophonie d'autant plus prononcée que la trompe est moins perméable. Tympan ayant une teinte sombre, terne, comme couvert de buée, concave, si la trompe n'est pas perméable ou l'est peu, ayant parfois une convexité du côté du conduit. Souvent on y voit un niveau liquide se déplaçant suivant la position de la tête du malade. Si la collection a peu de consistance et est assez abondante, on entend des craquements humides pendant le Valsalva.

Râles humides, même des gargouillements, pendant l'insufflation au moyen de la sonde.

TRAITEMENT

Traitement du Dr Miot

Combattre la diathèse : scrofule, syphilis, ou arthritisme. Modifier l'hygiène.

Deux à trois fois par semaine pendant une demi-minute à deux minutes, insuffler dans les oreilles moyennes, avec la sonde, de la vapeur du liquide suivant :

Teinture de Tolu	}	
Goudron	} ãã	10 gouttes.
Teinture de benjoin............	}	
Eau	.	1 verre.

Dans l'intervalle des jours de cathétérisme, une insufflation d'air, le matin, par le Politzer.

Si le liquide ne se résorbe pas, inciser la partie du tympan la plus convexe et le plus près possible des parties inférieures.

S'il survient de la suppuration, la combattre par les moyens indiqués ci-dessus.

OTITE MOYENNE SCLÉRÉMATEUSE
(OTITE MOYENNE SÈCHE)

SYMPTOMES PRINCIPAUX

Surdité progressive moins forte en plein air que dans l'appartement, ou lorsque le corps est soumis à des secousses brusques, diapason, etc. Tympan parfois plus ou moins épaissi.

Bruit de souffle rude ou normal pendant le Valsalva ou le Politzer, et mieux avec la sonde.

TRAITEMENT

Traitement du Dr Miot

Bains de vapeur.

Prendre chaque jour, pendant quatre à cinq mois, une semaine sur deux :

Calomel........................ 3 centigr.

ou :

Iodure de potassium 50 centigr. à 1 gramme.

Deux à trois fois par semaine, insufflation dans les caisses de vapeur d'eau et de bourgeons de sapin. Tous les trois jours, puis tous les deux jours, puis tous les jours, galvanisation du grand sympathique et du facial (pendant trois semaines consécutives), cesser huit jours et reprendre pendant deux à quatre semaines.

Hygiène sévère. Un traitement local par an.

OTITE MOYENNE SUPPURÉE
(CATARRHE PURULENT)

SYMPTOMES PRINCIPAUX

A l'état aigu, douleurs, gonflement, surdité en rapport avec les produits de sécrétion. A l'état chronique, perforation plus ou moins large du tympan. Granulations ou polypes développés à la surface du conduit, du tympan ou de la caisse.

TRAITEMENT

Traitement du Dr Miot

1° Dans l'état aigu, s'il y a des douleurs vives, application de deux sangsues derrière l'oreille, et même en avant du tragus s'il y a de l'otite diffuse avec gonflement appréciable des tissus.

2° Lavages à l'eau tiède à peine salée, et instillations de cette eau, ou de la solution tiède suivante :

Hydrate de chloral pur........	1 gramme.
Eau distillée..................	150 grammes.

3° Maintenir à demeure un bourdonnet de coton enduit de :

Laudanum de Sydenham.......	2	grammes.
Glycérine pure...............	10	—
Éther sulfurique..............	15	gouttes.

Dans l'état chronique, contre la suppuration abondante, on fera, matin et soir, des injections d'eau tiède un peu salée.

Trois à cinq fois par jour, instillation de quelques gouttes de ce liquide tiède dans le conduit :

Sulfate d'alumine..............	1	gramme.
Eau de goudron................	40	grammes.

ou :

Sous-acétate de plomb liquide..	1	gramme.
Alcool rectifié...................	3	grammes.
Eau de goudron................	40	—

Chez les malades strumeux ou lymphatiques, contre une suppuration peu abondante avec tuméfaction et granulation légère du conduit du tympan ou de la caisse, on fera, le matin, une injection d'eau tiède, puis dans le conduit une insufflation de la poudre suivante :

Iodoforme........	pulvérisé et tamisé.	... 10 grammes.
Talc.............		... 3 —

Chez les autres malades on introduira, tous les matins, dans le conduit auditif, après son lavage, une bonne pincée d'acide borique pulvérisé et tamisé.

4° Injecter tous les deux jours dans la caisse, au moyen de la sonde, quelques gouttes de la solution suivante :

Sulfate de zinc...............	1 gramme.
Eau distillée..................	100 grammes.

ou de la solution de sulfate d'alumine et de chloral.

5° S'il y a de petites granulations, les scarifier et les toucher quelques minutes après avec un très petit bourdonnet de coton enroulé au bout d'une tige et trempé dans une solution de nitrate d'argent au 1/5, ou mieux d'acide chromique au 1/10.

Si les granulations sont moyennes ou grosses en enlever le plus possible avec l'écraseur, et les cautériser le lendemain ou le surlendemain avec une solution de nitrate d'argent au 1/5 ou une solution d'acide chromique au 1/10.

Si les granulations résistent à ce traitement, les toucher avec le galvano-cautère thermique.

OXYURES VERMICULAIRES

SYMPTOMES PRINCIPAUX

Irritation sourde, douleurs lancinantes du rectum, ténesme, prurit de l'anus, vif, intolérable, se propageant quelquefois jusqu'aux organes génito-urinaires. Ces phénomènes s'exaspèrent en général quand les malades se mettent au lit. Apparition de petits vers blanchâtres entre les replis du sphincter ou dans les environs : il en sort aussi de temps en temps avec les matières fécales. Selles ordinairement faciles, molles, fétides, enveloppées de mucosités épaisses et teintes quelquefois de stries de sang : diarrhée fréquente, malades tristes et abattus : quelquefois pertes séminales involontaires.

Traitement des oxyures vermiculaires (Archambault)

Prendre chaque soir pendant cinq ou six jours de suite un lavement contenant 100 ou 200 grammes d'eau de chaux, et en cas d'insuccès de 5 à 8 grammes de perchlorure de fer.

Il préfère les suppositoires suivants :

Onguent napolitain...............	5 centigr.
Beurre de cacao	Q. S.

ou bien les lavements suivants :

Sublimé corrosif.............	25 milligr.
Eau.........................	100 grammes.

Un lavement le soir.

Il conseille également le calomel à l'intérieur, ou les lavements de semen-contra ou de santonine à la dose 20 à 40 centigrammes par lavement.

Lavements avec du sirop de sucre.

OZÈNE ESSENTIEL

SYMPTOMES

Atrophie variable du cornet inférieur, et le plus souvent du cornet moyen. Micrococcus dans le liquide séro-purulent. Odeur caractéristique des croûtes. Ni ulcération, ni carie.

Anosmie fréquente.

TRAITEMENT

Traitement du Dr Miot

Traitement général ioduré ou autre.

(N'est pas indispensable, mais peut être utile pour modifier l'état lymphatique de la plupart de ces malades.)

Local. — 1° Pendant huit à dix jours, injecter par la méthode de Maisonneuve, adoptée par Weber, deux à trois litres d'eau de goudron salée et tiède dans les fosses nasales, matin et soir.

2° Tous les deux ou trois jours, enlever

les croûtes, et toucher toutes les parties atteintes de la muqueuse avec un bourdonnet de coton trempé dans le liquide suivant :

Teinture d'iode pure...... } Eau distillée.............. }	ãã 10	grammes.
Iodure de potassium........	1	—
Laudanum de Sydenham....	3	—

Après quelques pansements, employer la teinture d'iode pure. Pour diminuer la cuisson consécutive à ce dernier pansement, on peut préalablement faire un badigeonnage de la muqueuse avec une solution de chlorhydrate de cocaïne 1/20.

3° Trois ou quatre fois par jour, priser de chaque narine une pincée de cette poudre :

Acide borique....	pulvérisé et tamisé.	... 10 grammes.
Camphre........		... 3 —

Remarque. — Au bout de quinze à trente jours, quelquefois plus, cesser les badigeonnages à la teinture d'iode, et continuer l'emploi de la poudre, trois à quatre fois par jour.

PELADE

SYMPTOMES PRINCIPAUX

Affection caractérisée par la chute par places des cheveux et des poils.

TRAITEMENT

Lotion et pommade contre la pelade (Professeur Hardy)

Au début de la pelade, afin d'arrêter les progrès du mal, on fait arracher autour de la place glabre une couronne de cheveux déjà atteints et destinés à tomber. Cela fait, on lotionne les parties malades, matin et soir, pendant quelques jours, avec une solution de sublimé au 5/100; puis, un peu plus tard, on fait frictionner les mêmes régions, avec une pommade contenant, pour 30 grammes d'axonge, 2 grammes de turbith minéral, et 1 gramme de camphre. Un peu plus tard encore, on réserve cette pommade parasiticide pour le soir, et le matin on fait frictionner avec une liqueur alcoolique stimulante, soit avec le baume de Fioraventi, soit avec un mélange de 9 parties d'alcool camphré pour 1 partie de teinture de cantharides. Dès que les poils commencent à repousser sous la forme d'un léger duvet, on fait raser les parties malades tous les huit à dix jours, on cesse les pommades parasiticides, et on se borne aux frictions stimulantes. Lorsque les cheveux repoussés sont grêles et décolorés, on les épile.

Comme médication générale, on prescrit les préparations de fer et de quinquina, l'huile de foie de morue, les amers et les antiscorbutiques. On conseille les bains sulfureux, une alimentation tonique et reconstituante. Pour empêcher la pelade de se propager, il est bon d'isoler les malades, et de recommander aux personnes qui les entourent, de ne point se servir de leurs objets de toilette ou de leurs vêtements.

Traitement du Dr Lailler

M. Lailler proscrit d'abord toute épilation qui ne peut être qu'inutile pour lui, puisqu'il ne croit pas à l'existence du parasite. Il fait raser la tête fréquemment, au moins deux fois par semaine; et quand c'est la barbe qui est attaquée, il la fait raser tous les jours; puis il prescrit, matin et soir, des frictions avec un des mélanges suivants :

Baume de Fioraventi	100	grammes.
Alcool camphré	100	—
Teinture de pyrèthre	100	—
Ammoniaque liquide...........	6	—

ou bien :

Baume de Fioraventi.........	100	grammes.
Alcool camphré	100	—
Teinture de cantharides.. 25 à	30	—

Ces lotions ont une odeur assez agréable, et n'ont pas l'inconvénient de tacher le linge. Pour la barbe on peut se contenter de faire des frictions avec de l'eau de Cologne.

Traitement du Dr Besnier

M. Besnier, s'il n'y a qu'une pelade, essaye de conserver la chevelure. Il fait raser la partie malade et les cheveux sains situés tout autour, dans un rayon d'au moins un centimètre; s'il y a des plaques multiples il fait raser toute la tête; quand les cheveux ont repoussé, il fait épiler autour de la plaque aussi loin que l'on rencontre des cheveux peu adhérents, puis il fait raser de nouveau et appliquer les révulsifs. Il emploie les vésicatoires, la teinture de cantharides pure, ou un mélange composé de :

Alcoolat de Fioraventi........	100	grammes.
Teinture de cantharides.. 10 à	30	—
Teinture de noix vomique 10 à	30	—

Il recommande également le baume opodeldoch, le thapsia, les liniments ammoniacaux ou chloroformés, toutes les substances enfin qui produisent une irritation modérée et de l'exfoliation épidermique, sans jamais arriver à la dermite sycosique, car alors on dépasserait le but, et il y aurait de l'alopécie consécutive. Après avoir employé cette médication à deux ou trois reprises, il cesse les vésicatoires ou les révulsifs, il cesse également d'épiler et de raser; chaque semaine, il coupe les cheveux très courts, fait des savonnages de la tête tous les matins, et, après le savonnage, des frictions énergiques avec un de ses liniments excitants; le soir, il applique une pommade qui contient :

Huile de bouleau blanc...	5 à 10	grammes.
Soufre..................	1 à 4	—
Turbith minéral..........	1 à 4	—
Vaseline...................	100	—

Deux mois au moins, six mois au plus seraient nécessaires pour obtenir la guérison.

PEMPHIGUS

SYMPTOMES PRINCIPAUX

Bulles d'un diamètre de 4 à 5 centimètres et plus, occupant une ou plusieurs régions du corps, renfermant une sérosité d'abord limpide, puis rougeâtre, isolée, et se prolongeant par éruptions successives. Les ulcérations qu'elles laissent en se brisant, sont très superficielles et se recouvrent de couches minces. L'affection peut-être aiguë ou chronique. Dans la forme aiguë, on observe quelquefois des phénomènes fébriles, un malaise général et des démangeaisons assez vives.

Traitement du Professeur Hardy

1°	Arséniate de fer.............	1 gramme.
	Conserve de roses............	Q. S.

Pour cent pilules.

Une le matin et le soir au début du premier déjeuner et du dîner. A partir du huitième jour, une le matin, à midi et le soir.

2° Saupoudrer la peau malade avec la poudre d'amidon. S'il y a suppuration, panser avec le liniment suivant :

Eau de chaux..............	40	grammes.
Huile d'olives..............	60	—

3 Régime tonique.

PÉRICARDITE

SYMPTOMES PRINCIPAUX

Douleur au-dessous du mamelon, occupant parfois toute la région précordiale et s'irradiant vers l'aisselle, le diaphragme. Cette douleur est pongitive, lancinante, déchirante, atroce; elle augmente par la percussion, les mouvements respiratoires, la toux. Elle est quelquefois sourde, légère, quelquefois nulle.

Battements du cœur plus forts, plus fréquents qu'à l'état normal, souvent tumultueux, irréguliers, inégaux, intermittents, constituant des palpitations plus ou moins violentes. En un mot troubles des rythmes du cœur.

Voussure intercostale précordiale.

A la palpation, frottements rudes.

A la percussion, matité.

A l'auscultation, frôlement, frottement, cuir neuf, râclement.

Comme symptômes généraux, mouvement fébrile plus ou moins prononcé, dyspnée, visage pâle, grippé, mouvements convulsifs, soupirs, sanglots, hoquets. Délire quelquefois violent.

TRAITEMENT

Dans la péricardite pseudomembraneuse, vésicatoires larges et répétés sur la surface antérieure du thorax. Vessie de glace sur la région du cœur; la supprimer aussitôt que le pouls et la température reviennent à la normale. Usage du vin.

Dans la péricardite séreuse, vésicatoires au début, puis paracentèse. On fera la ponction à la pointe et en dehors de la pointe.

Traitement de la péricardite du rhumatisme articulaire aigu (Professeur Jaccoud)

Potion gommeuse		120 grammes.
Sirop simple		30 —
Tartre stibié	30 à	40 centigr.

Une cuillerée à bouche toutes les heures.

Le lendemain repos, eau vineuse, un peu de vin de Bordeaux, du bouillon, et le jour suivant on revient à la potion stibiée. Enfin, si cela est nécessaire, après un autre jour de repos, on reprend le tartre stibié à 20 ou 25 centigrammes.

Lorsqu'il existe un épanchement notable qui survit à la diminution de la fièvre et des symptômes primitifs, le professeur Jaccoud en provoque la résorption par les vésicatoires volants répétés, et par l'administration des diurétiques. Il ordonne pour tisane, de l'infusion de genièvre additionnée de 3 à 6 grammes d'acétate de potasse, et l'on pourra faire prendre, en outre, dans la journée, 50 à 60 grammes de vin diurétique amer, ou 15 à 20 grammes d'oxymel scillitique.

PÉRITONITE

PÉRITONITE AIGUË

SYMPTOMES PRINCIPAUX

a. *Physiques.* — Douleur abdominale, tantôt tensive et progressive, tantôt vive et lancinante : la moindre pression, le plus léger mouvement, la toux, les mouvements respiratoires suffisent pour l'exaspérer, et les malades ne peuvent supporter le moindre corps sur le ventre, pas même celui des couvertures. Dès le début tension et ballonnement du ventre.

Matité vers les parties les plus déclives.

b. *Fonctionnels.* — Nausées, vomituritions, vomissements, constipation, hoquet.

c. *Généraux.* — Face pâle, décolorée, terreuse, rabougrie, traits altérés et tirés en haut. Yeux caves, cernés, lèvres violacées : toute la physionomie exprime la souffrance et l'anxiété. Le malade est constamment couché sur le dos, immobile, les jambes et les cuisses fléchies. Il est abattu, découragé, privé de sommeil. Respiration difficile, gênée, anxieuse; pouls fréquent, petit, serré et misérable. Soif vive, anorexie complète. Urines rares, épaisses; peau chaude, sèche : à la fin de la vie, souvent sueurs abondantes, froides et visqueuses.

PÉRITONITE PUERPÉRALE

Du deuxième au cinquième jour après l'accouchement, frisson violent et prolongé. Les signes locaux communs à toute inflammation du péritoine se montrent dans la région hypogastrique et le bassin. Les lochies diminuent d'abondance ou se suppriment. Météorisme du ventre.

PÉRITONITE CHRONIQUE

Douleur sourde, profonde, présentant des exacerbations momentanées, surtout pendant le travail de la digestion ; alternance de la constipation et de la diarrhée : vomissements persistants de matières verdâtres et porracées : sécheresse et teinte terreuse de la peau : amaigrissement croissant. Ventre quelquefois volumineux, on y perçoit une fluctuation due à un épanchement. Ventre aplati, rétracté, présentant un empâtement diffus, une tension particulière, et des saillies inégales, mal circonscrites, formées par les intestins réunis en masse.

Traitement de la péritonite (Drs Siredey et Danlos)

Au début de la péritonite aiguë, on applique vingt à trente sangsues sur les points douloureux, et on laisse couler le sang pendant un temps variable, selon la force de sujet. On réitère, s'il le faut, cette émission sanguine. Après les sangsues, on dispose sur le ventre un linge plusieurs fois replié, et sur ce linge on place une vessie imperméable remplie de glace, en ayant soin qu'il n'y ait jamais d'interruption dans l'application du froid. Parmi les révulsifs, on peut recourir à l'essence de térébenthine. On en imbibe une flanelle qu'on pose sur la paroi abdominale et qu'on recouvre d'un taffetas gommé. Si la douleur est trop grande, on enlève ce dernier.

Les onctions d'onguent mercuriel simple ou belladoné, rendront également des services et conviennent à toutes les périodes. Il en est de même de la glace, tandis que les sangsues et les révulsifs ne sont applicables qu'au début. Pour combattre les vomissements, faire prendre des boissons glacées, ou avaler de la glace pilée en neige.

Dans la pelvi-péritonite, l'enduit de collodion élastique, préconisé par le Dr Robert de Latour, jouit d'une action sédative manifeste. L'opium est indiqué au début, et il doit être administré à doses élevées.

Le sulfate de quinine seul, associé à l'opium, est particulièrement utile dans la pelvi-péritonite puerpérale.

Immobilité absolue dans la position horizontale, sans même changer de lit, pendant une ou plusieurs semaines s'il le faut.

Contre la péritonite chronique on a conseillé les bains sulfureux ou alcalins, naturels ou artificiels; les frictions mercurielles ou iodurées, les révulsifs cutanés : les exacerbations seront combattues par des émissions sanguines modérées.

PHARYNGITES

SYMPTOMES PRINCIPAUX

Début par un mouvement fébrile continu, ou par un sentiment de sécheresse, de chaleur ou de douleur à la gorge. Voix faiblement altérée. Douleur rendue plus vive par les mouvements de déglutition, et par le chatouillement qu'exerce la luette allongée sur la base de la langue. Fréquents besoins de cracher.

Céphalalgie assez intense, anorexie, fétidité de l'haleine, état saburral des premières voies, mouvement fébrile plus ou moins marqué.

La maladie peut devenir permanente et constitue la pharyngite chronique, très rebelle.

TRAITEMENT

Boissons délayantes, révulsifs vers les extrémités inférieures et vers le gros intestin, émétique ou purgatifs dans le cas de phénomènes saburraux.

Toucher le pharynx avec un pinceau trempé dans une solution de chlorhydrate de cocaïne au 1/50.

Traitement de la pharyngite chronique avec granulations (Dr Gouguenheim)

Se gargariser quatre fois par jour, matin et soir, et avant les deux repas principaux, avec le mélange suivant :

Borate de soude	40	grammes.
Acide salicylique	10	centigr.
Miel rosat	100	grammes.
Eau	900	—

F. S. A.

Cautériser les granulations, ainsi que les piliers postérieurs, qui sont souvent le siège d'une inflammation concomitante, soit avec le nitrate d'argent, soit par l'électrolyse, soit aussi par le moyen de la galvano-caustique.

Collutoire contre la pharyngite chronique (Dr Vidal)

Borate de soude..............	10	grammes.
Hydrolat de laurier-cerise.....	25	—
Glycérine....................	15	—

F. S. A. un collutoire, avec lequel on badigeonne deux ou trois fois par jour le fond de la gorge. Si le sujet est arthritique, on prescrit en même temps des bains alcalins.

Traitement de la pharyngite granuleuse (Dr N. Gueneau de Mussy)

1° Prendre, pendant un mois, deux fois par jour un demi-verre à un verre d'eau de la Bourboule, avec une cuillerée de sirop d'écorce d'oranges amères ;

2° Toucher le pharynx deux fois par semaine avec un pinceau trempé dans de la teinture d'iode au 1/15, récemment préparée ;

3° Boire le soir en se couchant une tasse de lait coupé avec un quart d'eau de Soultzmatt;

4° Prendre le sirop composé suivant :

Sirop d'écorces d'oranges amères .... Sirop de quinquina gris..	ãã	150 grammes.
Sirop de quinquina jaune..		100 —
Arséniate de soude (dissout).		2 centigr.

Traitement du Professeur Peter

Le traitement local doit consister en aspirations prolongées et plusieurs fois répétées dans la journée de vapeurs chaudes : en insufflations astringentes, et en cautérisations.

Les insufflations astringentes peuvent être faites avec : sucre candi ou sous-nitrate de bismuth insufflés purs; calomel uni à douze fois son poids de sucre; précipité rouge ou sulfate de zinc ou sulfate de cuivre, mélangés à trente-six fois leur poids de sucre; nitrate d'argent avec soixante-douze, trente-six ou vingt-quatre fois son poids de sucre. La cautérisation est pratiquée avec le crayon de nitrate d'argent ou une solution du même sel, au 1/10 d'abord qu'on renforce ensuite graduellement dans la proportion d'une partie de sel pour quatre et même deux parties seulement d'eau distillée. On emploie aussi les solutions de sulfate de cuivre, de nitrate acide de mercure étendu d'eau, et surtout la solution suivante :

Iode........................	1 gramme.
Iodure de potassium..........	10 grammes.
Eau........................	100 —

On emploie encore le perchlorure de fer, le permanganate de potasse au 1/1000. On a soin d'espacer les cautérisations de manière à ne pas exciter une trop vive réaction. On peut aussi, à l'aide la pulvérisation, faire pénétrer dans la gorge des décoctions émollientes astringentes ou substitutives, ou des eaux sulfureuses naturelles. Enfin, en cas d'insuccès de ces divers moyens, on peut appliquer un vésicatoire à la partie antérieure du cou. Le malade doit s'abstenir de boissons alcooliques et de tabac, et prendre des précautions contre le froid. S'il peut faire une cure d'eau sulfureuse, il essaiera des Eaux-Bonnes, de Cauterets, de Bagnères de Luchon, d'Enghien ou d'Allevard dont il usera en gargarisme et en boisson.

PHTHISIE PULMONAIRE

SYMPTOMES PRINCIPAUX

Première période. — Toux sèche. Hémoptysies. Douleurs thoraciques. Dyspnée. A la percussion, obscurité du son, surtout au niveau de la clavicule, à la région axillaire, dans la fosse sus-épineuse. Moins d'élasticité à la percussion.

A l'auscultation, expiration prolongée, altération du rhythme. Souffle bronchique ou râpeux et sec. Respiration puérile. Bronchophonie. Craquements secs ou craquements humides.

Diarrhée fréquente, quelques vomissements. Un peu de fièvre le soir.

Deuxième période. — Crachats opaques d'un jaune verdâtre, nummulaires, dyspnée plus prononcée.

A la percussion, matité absolue avec absence d'élasticité au niveau des régions sus-épineuses et sous-clavières.

A l'auscultation, craquements plus humides, plus nombreux. Râles muqueux ou sous crépitants. Quand il y a des cavernes, gargouillement.

Atrophie des muscles du thorax. Fièvre vive surtout la nuit. Sueurs nocturnes. Diarrhée. Ulcération des voies aériennes. Émaciation très prononcée. Ongles hippocratiques.

Troisième période. — Fièvre hectique. Diarrhée incessante. Les malades ne mangent plus, ou vomissent ce qu'ils mangent. Sueurs profuses.

TRAITEMENT

Traitement de la phthisie pulmonaire (Professeur Jaccoud)

Le professeur Jaccoud estime qu'il faut faire prendre chaque jour aux malades 100 grammes d'huile de foie de morue, ce qui représente en moyenne huit cuillerées à bouche. Pour assurer la tolérance de l'huile, on y ajoute de l'alcool dans la proportion d'un tiers à un quart, ou de la strychnine dans la proportion d'un milligramme à chaque dose d'huile, ou une petite quantité d'éther. La saison chaude n'est pas une contre-indication du médicament. Lorsque, pour une cause quelconque, l'intolérance se manifeste, il a recours à la glycérine, inférieure à l'huile, mais dont elle est encore un bon succédané. La dose moyenne est de 40 à 60 grammes par jour. De l'insomnie, une loquacité insolite et surtout l'élévation de la température, indiquent que la dose nécessaire a été dépassée. Il faut ajouter à la dose quotidienne, une goutte d'essence de menthe, et 10 grammes de cognac ou de rhum. L'arsenic s'emploie aussi. On commence par 0gr,20 par jour et on arrive par un accroissement progressif de 0gr,05 toutes les semaines ou tous les dix jours, à 0gr,30, quelquefois 0gr,40, jamais plus. Il faut renoncer à l'emploi de la créosote sous forme capsulaire, aussi bien que du vin créosoté qui a un goût détestable. Le mieux est de faire ajouter la créosote à la dose quotidienne d'huile ou de glycérine que prend le malade, en y adjoignant une goutte d'essence de menthe.

Pour combattre la fièvre M. Jaccoud a toujours recours à la quinine, et en particulier au bromhydrate de quinine, mais dans la fièvre de résorption il donne le premier jour 2 grammes d'acide salicylique, le deuxième et le troisième jour 1gr,50 ou 1 gramme suivant les cas : si après trois jours la fièvre n'a pas cédé il revient à 2 grammes, recommençant ainsi la série, soit sans interruption, soit après un intervalle de repos. Chez les malades qui ne sont pas dans des conditions aussi satisfaisantes, il administre seulement 1gr,50 le premier jour, la même dose, ou seulement 1 gramme le second et 1 gramme les jours suivants, restant à cette dose en l'augmentant après un intervalle de trois jours, suivant l'effet produit.

M. Jaccoud donne l'acide salicylique en nature, par cachets de 0gr,50 espacés de manière à ce que la dose totale soit prise dans l'intervalle d'une heure, s'il s'agit de 2 à 3 grammes, d'une demi-heure si la dose est moindre. L'administration doit être achevée quatre heures avant le moment de l'exacerbation. Avec chaque cachet, on fait prendre un grand verre d'eau aiguisée de deux ou trois cuillerées à café de cognac. Lorsque, pour quelque raison, on est obligé d'en venir à l'administration en plusieurs heures, si le malade le préfère, on peut formuler comme suit :

Acide salicylique.............	2	grammes.
Rhum ou cognac.............	50	—
Vin cordial...................	120	—

Il fait prendre un grand verre d'eau pure après chaque dose de la potion. Lorsque l'intolérance gastrique est absolue, on peut alors avoir recours au salicylate de soude à la dose de 4 à 6 grammes par jour, et par doses décroissantes les jours suivants, ou sous forme d'injections sous-cutanées.

Contre la toux quinteuse des phthisiques, le Dr Landouzy recommande de faire une injection hypodermique d'une pleine seringue remplie d'eau distillée, et de quelques gouttes d'hydrolat de laurier-cerise; on devra piquer la peau dans la région la plus rapprochée de la zone qui paraît être le point de départ de l'incitation perçue.

Solution contre la phthisie (Dr Dujardin-Beaumetz)

Phosphate de soude..........	6	grammes.
Phosphate de potasse.........	3	—
Vin de Bagnols..............	200	—
Sirop d'écorce d'orange.......	60	—

Une cuillerée à bouche après chaque repas.

Potion contre la phthisie au deuxième et au troisième degré (Professeur Vulpian)

Hypophosphite de soude	1gr,50
Sirop de Tolu	70 grammes.

Une cuillerée d'heure en heure, de deux heures en deux heures, dans une petite tasse de tisane pectorale ou de lait tiède.

Pilules contre la tuberculose (Dr Huchard)

Créosote	āā 5 centigr.
Iodoforme	
Poudre de benjoin	
Baume de Tolu	

Pour une pilule dragéifiée. Deux à quatre par jour.

Potion contre la phthisie (Professeur Peter)

Dans la forme infiltrée, pneumonie caséeuse des modernes, avec fièvre, le professeur Peter donne une potion composée de :

Extrait de quinquina	4 grammes.
Cognac	40 —
Julep	100 —

alternant d'heure en heure avec une potion kermétisée à 0gr,20, 0gr,30, 0gr,40 de kermès pour 100 grammes de potion.

Dans la troisième période de la phthisie, les Drs Dujardin-Beaumetz et Huchard prescrivent l'antipyrine à la dose de 1 gramme à 1gr,50 par jour prise en deux ou trois fois dans un peu d'eau; une dose sera réservée pour le soir.

Lavement contre les sueurs et la diarrhée des phthisiques (Dr Bourdon)

Ipéca concassé..............	10 grammes.
Eau........................	500 —

Faire bouillir jusqu'à réduction à 120 grammes pour un lavement auquel on ajoutera quelques gouttes de laudanum.

Traitement de la diarrhée des tuberculeux (Professeur Peter)

On prescrit du lait additionné d'une cuillerée à café d'eau de chaux par tasse, et cinq à dix paquets de 1 gramme chaque de sous-nitrate de bismuth délayé dans une petite quantité d'eau. S'il existe de la gastrite, vésicatoire volant à l'épigastre, opium associé au bismuth, une ou deux gouttes de laudanum prises quatre à cinq fois chaque jour par la bouche, et un ou deux quarts de lavements additionnés chacun de cinq à dix gouttes de laudanum. Pour nourriture, de petites quantités de lait, des œufs à la coque sans pain, de la viande crue râpée, par 20 grammes à la fois. Constate-t-on des symptômes d'entérite, on pratique des frictions stimulantes sur le ventre avec une flanelle imbibée de baume de Fioraventi, ou d'alcoolat de mélisse, ou mieux encore on applique successivement, et à quatre ou cinq jours d'intervalle, sur le trajet du côlon et autour de l'ombilic, de trois à cinq vésicatoires volants, de 6 centimètres de long sur 5 de large. Enfin, si ces moyens échouent, et qu'il se produise une diarrhée abondante et fétide, on peut recourir aux pilules de nitrate d'argent de 0gr,01 dont on prescrit une, puis deux et trois.

Des révulsifs dans la phthisie (Prof. Peter et Jaccoud)

Si le malade est robuste, le professeur Peter lui fait appliquer des ventouses scarifiées ou même des sangsues sur les points du thorax où se perçoivent les signes de la congestion pulmonaire. Si le malade est affaibli, on a recours aux ventouses sèches, aux sinapismes, aux vésicatoires volants. On badigeonne les sommets avec de la teinture d'iode. Rejeter l'huile de croton, le thapsia, les emplâtres stibiés et de poix de Bourgogne qui laissent des cicatrices. Si les lésions sont plus profondes, on applique un cautère dans le deuxième ou le troisième espace intercostal à 1 ou 2 centimètres du bord libre du sternum. Enfin, quelquefois il est bon de faire tous les cinq jours vingt ou trente pointes de feu sous l'une ou l'autre clavicule.

Dans la phthisie aiguë le professeur Jaccoud poursuit les désordres pulmonaires au moyen de larges vésicatoires volants qu'on renouvelle sans interruption.

Dans le cas de processus phthisiogène chronique, et non pas encore de phthisie confirmée, on applique des cautères.

Il conseille comme climat les stations méditerranéennes françaises, et de préférence Menton et Cannes. Si on n'est pas retenu par la considération de la distance, il recommande la Corse, la Sicile, le midi de l'Espagne, l'Algérie, mais avant tout Madère et Corfou.

Le Dr Durand-Fardel recommande les Eaux-Bonnes dans la phthisie à forme torpide.

Les eaux du Mont-Dore seront utilisées dans toutes les autres formes.

PITYRIASIS

SYMPTOMES PRINCIPAUX

Inflammation des couches les plus superficielles du derme, caractérisée par une desquamation furfuracée très légère. L'affection occupe tous les points du corps, même ceux qui sont garnis de poils et de cheveux. Un prurit souvent très pénible l'accompagne. Dans le *pityriasis rubra* la maladie occupe de très larges surfaces, et s'accompagne d'une injection marquée et d'un épaisissement sensible de la peau. Dans le *pityriasis versicolor*, les surfaces squameuses sont d'un jaune café au lait. Dans le *pityriasis nigra* elles sont d'une teinte noirâtre beaucoup plus foncée.

TRAITEMENT

Pommade contre le pityriasis (Dr Cullerier)

Axonge.................... 80 grammes.
Soufre sublimé............ 5 —
Turbith minéral.......... } āā 10 —
Laudanum de Rousseau... }

M. S. A. Parfum à volonté.

Autre (Dr Vidal)

Huile de ricin................ 25 grammes.
Beurre de cacao............... 5 —
Turbith minéral............... 75 centigr.
Teinture de benjoin........... Q. S.

F. S. A. Le matin avant de fâire une onction, laver la tête avec l'eau de noyer et du savon.

Autre (Professeur Hardy)

Acide nitrique.............. 1 gramme.
Axonge...................... 30 grammes.

F. S. A.

Appliquer cette pommade quand les cheveux auront été coupés. En même temps on prescrira l'usage interne des amers, tels que le houblon, la centaurée, le sirop antiscorbutique, le vin et le sirop de gentiane. Dans les cas rebelles, on administrera les sulfureux à l'intérieur, et les eaux minérales sulfureuses.

Lotion contre le pityriasis (Dr Bazin)

Eau de son..................	500 grammes.
Glycérine pure..............	30 —
Carbonate de soude 25 cent. à	1 gramme.

Faites dissoudre.

En lotions trois ou quatre fois par jour.

On prescrira en outre les bains alcalins et les bains de vapeur, les douches alcalines et les douches de vapeur.

Lotion contre le pityriasis versicolor (Dr Besnier)

Bichlorure de mercure.......	25 centigr.
Eau distillée................	125 grammes.

Faites dissoudre.

On commence par frotter la peau avec du savon ponce, puis on pratique des lotions de sublimé.

Pommade contre le pityriasis versicolor (Professeur Hardy)

Soufre sublimé	9	grammes.
Axonge	80	—

Mêlez.

Contre le *pityriasis versicolor*, le Dr Lailler conseille de prendre deux bains par semaine, et dans ces bains se frotter fortement avec un morceau de flanelle sur laquelle on aura étendu une forte couche de savon noir.

PLEURÉSIE

SYMPTOMES PRINCIPAUX

Douleur sous-mammaire. Dyspnée. Oppression. A la percussion, matité occupant la partie inférieure de la poitrine, surtout en arrière, et s'étendant plus ou moins en hauteur suivant le degré d'épanchement. Bruit skodique perçu sous la clavicule du côté affecté, au niveau du sommet du poumon. A l'auscultation, égophonie et broncho-égophonie. Bruit de frottement pleural. Faiblesse du bruit respiratoire du côté opposé à la pleurésie, respiration supplémentaire. A la mensuration, on constate une ampliation du thorax. Refoulement du cœur, du foie et de la rate.

TRAITEMENT MÉDICAL

Drastiques. Émétique à hautes doses. Ventouses. Saignées ou sangsues. Vomitifs. Purgatifs simples. Vésicatoires.

Teinture de scille......	} ãã	10 gouttes.
Teinture de digitale....		
Oxymel scillitique........		10 grammes.
Hydrolat de tilleul.......		100 —

F. S. A. une potion à donner par cuillerées à café toutes les demi-heures, aux enfants atteints de pleurésie. Lait pur ou aromatisé pour boisson. Tous les deux ou trois jours pastilles de calomel de 0gr,05 chaque. Appliquer des vésicatoires de 5 centimètres de diamètre et les laisser peu de temps. Si l'épanchement persiste au delà de trois semaines, frictions avec l'huile de croton mitigée; si enfin ce dernier moyen échoue, il faut songer à la thoracentèse.

Traitement de la pleurésie chez les enfants (Dr Lewis Smith)

Au début, appliquer des cataplasmes émollients ou légèrement irritants : l'auteur recommande un mélange d'une partie de moutarde pour seize de graines de lin. On doit faire un cataplasme très humide, très large et très mince, l'appliquer sur la partie antérieure ou sur la partie postérieure de la poitrine, recouvert d'un papier de soie huilé, et le changer deux fois en vingt-quatre heures. Pour des enfants de six ou sept mois, il suffit de faire des frictions sur la poitrine avec de l'huile camphrée, et d'appliquer ensuite un simple cataplasme. Pas de vésicatoires. Chez un enfant de trois ans on donne la teinture d'aconit à la dose d'une demi-goutte toutes les trois heures et cela pendant deux ou trois jours. Dans cette période on doit aussi faire usage des sédatifs du cœur, surtout de la digitale. Pour un enfant de deux ans, on donnera la teinture de digitale à la dose d'une goutte toutes les trois heures; chez un enfant de cinq ans, deux gouttes aux mêmes intervalles. Les opiacés sont également utiles, surtout la poudre de Dower à la dose de $0^{gr},10$ à $0^{gr},15$, de trois en trois heures. La jusquiame sert à calmer la douleur et la toux. On peut combiner la digitale avec un opiacé, et la morphine avec l'aconit. Dans la deuxième période, si l'épanchement est un peu considérable, il faut tenter d'on provoquer la résorption. L'utilité des vésicatoires dans ce cas est très douteuse. Un flux intestinal modéré favorise davantage cette disparition. Il faut avoir recours aux diurétiques et aux toniques.

Infusion de digitale.........	100 grammes.
Acétate de potasse.........	12 —

Mêlez. Une cuillerée à café de trois en trois heures pour un enfant de quatre à cinq ans. Les amers sont particulièrement utiles à cette période, et l'on peut avec avantage combiner l'acétate de potasse avec une décoction de quinquina. La nourriture doit être copieuse, mais les liquides peu abondants.

TRAITEMENT CHIRURGICAL

Thoracentèse. Empyème. Le professeur Jaccoud formule cette règle suivante :

A un moment quelconque de la pleurésie aiguë, la ponction de la poitrine doit être faite si le malade est menacé de suffocation par le fait de l'abondance du liquide.

La thoracentèse, quand elle est indiquée, doit se faire dans le huitième espace intercostal sur une ligne verticale passant par l'angle de l'omoplate.

PNEUMONIE

SYMPTOMES PRINCIPAUX

Douleur sous-mammaire, dyspnée, accélération de la respiration, toux, crachats rouillés. Fièvre.

A la percussion, matité et submatité au niveau de l'hépatisation pulmonaire, quelquefois au contraire exagération d'intensité de la sonorité. Quelquefois aussi bruit de pot fêlé. A l'auscultation, râle crépitant, souffle tubaire ou respiration bronchique, bronchophonie et voix soufflée. Augmentation d'intensité des vibrations thoraciques.

TRAITEMENT

Traitement du Dr Blachez

Donner de l'alcool à doses d'autant plus élevées que le malade est plus faible, plus adynamique.

Si l'on a affaire à une pneumonie peu étendue chez un sujet jeune et vigoureux, faire de l'expectation, donner quelques boissons émollientes et quelques potions diacodées. Si chez celui-ci la douleur du côté est vive et trop pénible, appliquer des ventouses scarifiées. Si le malade présente une forte oppression, si ses crachats sont fortement teintés, on peut sans crainte pratiquer une saignée. Ne saigner ni les enfants ni les vieillards. Chez ceux-ci, leur appliquer des ventouses scarifiées. Dans certaines pneumonies à forme bilieuse, les vomitifs par l'émétique rendront des services, mais l'émétique à petite dose, et non pas comme contro-stimulant à la façon de Rasori. Trousseau avait remplacé l'émétique par le kermès et la digitale. Le vésicatoire doit être employé seulement dans les derniers jours de la maladie, dans le cas où la résolution ne paraît pas survenir assez rapidement.

Potion alcoolique (Professeur Gubler)

Alcool à 85°....................	50 grammes.
Eau commune...................	50 —
Sirop d'écorces d'oranges amères.	50 —

Mêlez, pour une potion dont on donnera une cuillerée à bouche toutes les deux heures ou plus souvent dans la pneumonie ataxo-adynamique.

Chez l'enfant, le Dr J. Simon ordonne un vomitif à la période initiale ; plus tard les vésicatoires volants et les excitants alcooliques et entre autres la potion suivante :

Vin de Malaga..................	25 grammes.
Eau-de-vie	10 —
Teinture de digitale........ 5 à	10 gouttes.
Julep gommeux	Q. S.

PRURIGO

SYMPTOMES PRINCIPAUX

Affection papuleuse, c'est-à-dire caractérisée par des petits boutons qui souvent conservent la couleur de la peau, ou sont excoriés par les ongles des malades, et surmontés de petites croûtes noirâtres formées par du sang concret et desséché. Ces papules occupent surtout le dos, les épaules, les faces dorsales et externes des membres. Les malades se grattent avec violence et se déchirent souvent la peau, sans pouvoir modérer leurs souffrances.

TRAITEMENT

Bains simples ou légèrement alcalins, boissons émollientes, laxatifs légers.

Si la peau est rude et sèche, alcalins et sulfureux en bains, en pommades, en lotions, et même à l'intérieur : bains de vapeur, fumigations sulfureuses et même cinabrées dans le cas de prurigo rebelle, surtout quand il occupe le pourtour de l'anus et les parties génitales (Professeur Hardy).

Pommade contre le prurigo (Dr Hillairet)

Iodoforme	5	grammes.
Axonge........................	45	—

Mêlez à la température du bain-marie et agitez jusqu'à refroidissement.

Lotion antiprurigineuse (Dr Guibout)

Bichlorure de mercure........	1 gramme.
Eau distillée..................	120 grammes.

Faites dissoudre.

On verse une cuillerée à café de cette solution dans un quart de verre d'eau froide, et on fait trois ou quatre fois par jour des lotions prolongées sur les parties malades.

On n'essuie pas, et on saupoudre avec de l'amidon les parties humides.

Solution contre les démangeaisons (Professeur Hardy)

Bichlorure de mercure.........	1 gramme.
Eau distillée..................	125 grammes.
Alcool........................	Q. S.

Faites dissoudre.

Lotion antiprurigineuse (Dr Lailler)

Acide phénique...............	2 grammes.
Glycérine....................	10 —
Eau distillée................	100 —

On pulvérise ce mélange sur la peau à l'aide de l'appareil de Richardson, ou plus simplement on l'applique sur des compresses. L'acide phénique agit comme anesthésique, et répare la vitalité de la peau.

Autre (Dr Vidal)

Hydrate de chloral.......	5 à 10	grammes.
Eau distillée................	250	—

Faites dissoudre.

Pour lotions répétées plusieurs fois par jour.

Saupoudrer d'amidon après les lotions : boissons rafraîchissantes.

Pommade contre le prurigo (Dr N. Gueneau de Mussy)

Glycérolé d'amidon............	20	grammes.
Sous-nitrate de bismuth........	1	gramme.
Bromure de potassium.........	1	—
Calomel........................	50	centigr.
Extrait de belladone...........	25	—

En mettre le soir sur la région prurigineuse.

Une cuillerée à café dans un verre d'eau chaude.

PSORIASIS

SYMPTOMES PRINCIPAUX

Plaques larges et irrégulières (*psoriasis diffusa*), ou plaques très petites par lesquelles la peau est comme mouchetée (*psoriasis guttata*).

Cette affection qui n'entraîne que peu de prurit, et aucun symptôme général, peut occuper plusieurs régions comme la paume des mains, les paupières, le pourtour des lèvres, le prépuce, le scrotum. Les coudes et les genoux sont les sièges de prédilection de la maladie.

TRAITEMENT

Traitement du Dr Guibout

1° Arséniate de soude............ 1 milligr.
Extrait de gentiane........... 10 centigr.

Pour une pilule; deux à trois semblables à chaque repas.

2° Axonge....................	100	grammes.
Acide pyrogallique.... 10 à	15	—

Frictions deux fois par jour.

3° Bains savonneux tous les deux jours.

Pommade contre le psoriasis (Dr Picot)

Acide chrysophanique..........	4	grammes.
Axonge ou vaseline...........	30	—

Pour une pommade dont on fera des onctions quotidiennes. Au début, faire prendre tous les trois ou quatre jours un bain alcalin.

Si le psoriasis siège à la figure, diminuer la dose de l'acide chrysophanique.

Traitement du Dr Bazin

S'il survient un état aigu, employer les bains émollients, les applications topiques émollientes.

Si le psoriasis est chronique, on emploiera les bains alcalins, les bains de vapeur, la pommade au goudron.

Le Dr Bazin conseille de faire chaque soir,

sur toutes les parties malades des frictions avec de l'huile de cade pure ou légèrement mitigée avec de l'huile d'amandes douces, d'en laisser une légère couche à la surface des téguments, et de coucher avec la chemise qui en est imprégnée.

Pommade contre le psoriasis (Professeur Hardy)

Huile de cade	10 grammes.
Axonge	50 —

Mêlez.

Onctions matin et soir.

Autre (Drs Hillairet et Lailler)

Sulfocyanure de mercure	50 centigr.
Axonge récente	50 grammes.

Mêlez.

Autre (Dr Lailler)

Appliquer avec un pinceau sur les plaques malades, une couche de la composition suivante :

Acide pyrogallique..........	10 grammes.
Eau......................	1000 —

Donner un bain de vapeur par semaine.

RACHITISME

SYMPTOMES PRINCIPAUX

Première période. — Douleurs dans les os. Enfant triste; troubles des fonctions digestives, mouvement fébrile, sueurs nocturnes, amaigrissement, faiblesse. Les urines laissent déposer un sédiment de sel calcaire.

Deuxième période. — Gonflement des extrémités des os, déformation de ces os: respiration pénible, ventre tendu, marche difficile et s'exécutant tantôt sur le bord interne du tarse, tantôt sur le bord externe. Station difficile.

Troisième période. — Une affection intermittente, une pneumonie, une méningite, par exemple, peuvent amener la mort. Si la maladie se termine par la guérison, le dépôt calcaire des urines disparaît, les digestions se font bien, l'appétit revient, les os se redressent.

TRAITEMENT

Huile de foie de morue, ou à défaut la préparation suivante, formulée par le professeur Trousseau :

Beurre très frais	300	grammes.
Iodure de potassium	15	centigr.
Bromure de potassium	50	—
Chlorure de sodium	5	grammes.
Phosphore	1	centigr.

F. S. A. Cette quantité de beurre doit être prise en trois jours, étalée sur des tartines de pain. Excitants, amers, bains de mer, nourriture reconstituante, préparations de lactate et de phosphate de chaux.

Poudre contre le rachitisme (Dr Bouchut)

Phosphate de chaux	4	grammes.
Carbonate de soude	8	—
Sucre de lait	12	—

Mêlez. Trois pincées à chaque repas; huile de foie de morue, bains salés et aromatiques, frictions sur la peau avec une flanelle imprégnée de vapeurs aromatiques.

RHINITES

RHINITE AIGUË

SYMPTOMES PRINCIPAUX

Sécrétion séreuse, puis purulente : respiration nasale difficile ou impossible. Anosmie en rapport avec le gonflement de la muqueuse nasale. Rougeur et tuméfaction de la muqueuse nasale.

TRAITEMENT

Traitement du Dr Miot

1° Deux à trois fois par jour, aspirer des vapeurs de :

Eau	1 verre.
Camphre pulvérisé	1 cuillerée à café.

pendant dix minutes chaque fois

2° N° 1. Sulfate neutre d'atropine. 1 milligr.
Eau distillée 80 grammes.

Deux à six cuillerées à café pendant les vingt-quatre heures, de trois à dix-huit ans.

N° 2. Sulfate neutre d'atropine..	1	milligr.
Eau distillée.......... ..	40	grammes.

Deux à huit cuillerées à café par vingt-quatre heures aux malades âgés de dix-huit ans et au-dessus.

Ou :

Deux ou trois fois par jour, aspirer par les fosses nasales une certaine quantité du liquide suivant :

Hydrate de chloral pur	3	grammes.
Eau de goudron..............	450	—
Acide phénique cristallisé.....	1	gramme.
Alcool rectifié................	60	grammes.

RHINITE CHRONIQUE

a. — RHINITE STRUMEUSE

SYMPTOMES PRINCIPAUX

Sécrétion purulente variable. Respiration nasale plus ou moins difficile. Anosmie fréquente. Le pus a parfois une certaine odeur non comparable à celle de l'ozène essentiel. Quand il y a carie osseuse, odeur très prononcée. Tuméfaction et décoloration de la muqueuse nasale, principalement du cornet inférieur.

TRAITEMENT

1° Matin et soir, injecter dans les fosses nasales un demi-litre d'eau de goudron salée et tiède (1 cuillerée à café de sel ordinaire par litre de liquide), puis injection de 100 grammes environ de :

Hydrate de chloral pur........	4	grammes.
Eau de goudron...............	600	—
Sulfate d'alumine....... 12 à	15	—

2° A titre d'adjuvant, on peut prescrire l'atropine à l'intérieur.

3° Si la muqueuse est très tuméfiée, cautérisation du cornet inférieur principalement avec une solution d'acide chromique au 10ᵉ tous les huit jours (trois à six cautérisations suffisent généralement) ou mieux galvano-caustique thermique tous les cinq ou dix jours (deux à quatre cautérisations).

Le jour et le lendemain, injection d'eau de goudron un peu salée; les jours suivants injection du liquide ci-dessus.

Si la rhinite strumeuse résiste au traitement ou récidive fréquemment, eaux minérales en boissons, injections, pulvérisations. Aux lymphatico-nerveux, eaux de la Bourboule, du Mont-Dore. Aux débilités, eaux sulfatées calciques chaudes d'Aix, de Saint-Gervais, ou froides d'Enghien, de Pierrefonds, de Bagnols. Aux gens profondément scrofuleux, eaux chlorurées sodiques d'Uriage, ou sulfatées bromurées iodurées de Challes, de Saxon.

Traitement de la rhinite chronique (Dr Gouguenheim)

S'il y a hypertrophie de la muqueuse nasale, non ulcéreuse, faire matin et soir une irrigation nasale au moyen d'un siphon plongeant dans un demi-litre d'eau tiède, dans laquelle on dissoudra une cuillerée à café de sel blanc, et une cuillerée à soupe d'une solution d'acide phénique au 1/250, ou de sulfocarbol au 1/100.

S'il y a ulcération, on fait la même irrigation deux fois par jour, et pansement tous les deux

deux jours, jusqu'à modification de la surface ulcérée, avec de l'iodoforme pulvérisé qu'on portera dans les fosses nasales au moyen d'une tige très fine, préalablement trempée dans une solution étendue de gomme arabique.

b. — RHINITE SYPHILITIQUE

SYMPTOMES PRINCIPAUX

Sécrétion plus ou moins abondante, ichoreuse et fétide s'il y a carie. Ulcérations plus ou moins profondes déterminant parfois des douleurs vives, surtout si elles siègent sur le cornet moyen. Parfois de l'anosmie : commémoratifs. État général du malade.

TRAITEMENT

Traitement du Dr Miot

1° Injection d'eau de goudron salée dans le nez puis du liquide suivant en quantité moyenne, matin et soir, et même trois fois par jour :

Hydrate de chloral pur	4 grammes.
Eau de goudron..............	600 —

Acide phénique cristallisé.....	2	grammes.
Alcool rectifié..............	80	—
Borax......................	15	—

2° Cautérisation des surfaces ulcérées avec une solution au 1/5 de nitrate d'argent, s'il y a lieu.

3° Extraire les séquestres, ou en faciliter la sortie au moyen des injections indiquées.

4° Toucher les bourgeons charnus avec la teinture d'iode, ou une solution de nitrate d'argent au cinquième, ou de nitrate acide de mercure au dixième, ou mieux avec le galvano-cautère.

Lorsque les traitements général et local sont restés inefficaces, prescrire les eaux minérales : aux pléthoriques, eaux sulfatées chlorurées sodiques comme celle d'Aulus; aux scrofuleux syphilitiques, les sulfatées chlorurées sodiques ou les sulfatées bromurées iodurées précédemment indiquées. Aux autres syphilitiques : eaux sulfatées sodiques comme celles de Luchon, Barèges, Cauterets.

c. — RHINITE ARTHRITIQUE

SYMPTOMES PRINCIPAUX

Sécrétion séreuse puis muco-purulente subissant beaucoup l'influence de la température et de l'état hygrométrique de l'air, variant souvent en quelques heures. Tuméfaction de la muqueuse subissant des variations aussi fréquentes. Anosmie proportionnelle au gonflement de la muqueuse et à l'imperméabilité des fosses nasales.

TRAITEMENT

a. *Traitement général.* — Combattre la prédisposition qu'ont les malades à avoir facilement des congestions de la muqueuse nasale par les bains de vapeur, l'hydrothérapie, etc.

b. *Traitement local.* — Pulvérisations dans les fosses nasales de ce liquide.

Teinture de pin Mugho... 15 à	20 gouttes.
Eau........................	1/2 verre.

ou :

Inhalations, pulvérisations, injections, boissons, de ces eaux : Vichy (Hôpital), aux sanguins ; Royat (Eugénie) ou Barèges aux anémiés.

RHINITE RÉFLEXE

SYMPTOMES PRINCIPAUX

Écoulement de sérosité, avec ou sans toux, surdité et bourdonnements.

TRAITEMENT

Nitrite d'amyle : deux gouttes en inhalations une ou deux fois par jour.

RHUMATISME

RHUMATISME ARTICULAIRE AIGU

SYMPTOMES PRINCIPAUX

Début quelquefois brusque. Le plus souvent l'affection débute par des frissons, de la courbature, de l'inappétence, de la soif, de la fièvre, de la gêne et de la raideur des articulations, puis arrivent des douleurs variant de l'engourdissement à l'état lancinant et perlérébrant, s'exaspérant par la pression et les mouvements. Les parties sont rouges, gonflées; fièvre, pouls large, vibrant, peau chaude, langue blanche, soif vive, appétit nul, urines rouges, selles rares, céphalalgie intense.

TRAITEMENT

Potion contre le rhumatisme articulaire (Prof. Sée)

Salicylate de soude......	8 à 10	grammes.
Sirop d'écorces d'oranges amères..................	30	—
Rhum......................	30	—
Julep gommeux.............	150	—

F. S. A. une potion, à donner dans la journée.

Potion contre le rhumatisme articulaire aigu et subaigu (Professeur Vulpian)

Salicylate de soude.......	3 à 6	grammes.
Sirop d'écorces d'oranges.....	30	—
Teinture alcoolique d'écorces d'oranges amères...........	2	—

Mêlez. A prendre en trois à six fois par cuillerée d'heure en heure dans un verre d'eau sucrée.

Pommades antirhumatismales (Dr N. Gueneau de Mussy)

1° Axonge		40	grammes.
Extrait de jusquiame	aā	3	—
— de belladone			
— thébaïque	aā	4	—
— de ciguë			
Camphre		4	—

M. S. A.

2° Axonge	40	grammes.
Extrait de ciguë	6	—
Iodure de potassium	4	—
Extrait de belladone	2	—
Camphre	1	—

M. S. A. pour frictions, puis recouvrir d'ouate.

Potion antirhumatismale (Dr H. Roger)

Sulfate de quinine. 60 centigr. à	1	gramme.
Eau de Rabel 3 à	5	gouttes.
Sirop d'écorces d'oranges	30	grammes.
Eau distillée	50	—

F. S. A. une potion à donner dans la journée pour combattre le rhumatisme articulaire de la seconde enfance. Tisane de feuilles de frêne : frictions sur les articulations douloureuses avec de l'huile laudanisée : enveloppement du membre avec de l'ouate et du taffetas gommé.

Dans la forme suraiguë, le Dᵉ Roger prescrit la potion suivante :

Teinture de colchique......	5 à 10	gouttes.
Teinture de digitale........	6 à 8	—
Julep gommeux...............	60	grammes.

A donner par cuillerées à dessert dans les vingt-quatre heures. Tisane de feuilles de frêne.

Liniment de Rosen contre le rhumatisme (Vigier)

Alcoolature de genièvre.....	90	grammes.
Essence de girofle........ }	ãã 5	—
Huile de muscade......... }		
Huile de ricin...............	1	—

M. S. A. En frictions dans le rhumatisme.

Archambault ordonnait le salicylate de soude aux enfants, à la dose quotidienne de 6 grammes par jour.

Il ne le donnait qu'à la dose de 4 grammes à partir de deux ans et demi.

A partir de cinq ans il prescrivait 6 grammes par doses de 2 grammes en solution, à six heures d'intervalle.

RHUMATISME NOUEUX

SYMPTOMES PRINCIPAUX

Apparition soudaine dans les grandes articulations de douleurs qui, après un temps variable, s'accompagnent de l'engorgement et de l'empâtement de ces mêmes articulations. La maladie se manifestant par accès, par paroxysmes, les jointures primitivement envahies deviennent le siège de douleurs et d'engorgements plus marqués, en même temps que d'autres jointures, grandes et petites sont envahies par la douleur. Puis cette douleur et les modifications de rapports des surfaces articulaires rendent tout mouvement impossible, les malades sont condamnés à l'immobilité des membres affectés. Dès le début, les malades pâlissent et s'affaiblissent, cependant chaque accès est à peine marqué par une légère accélération du pouls, l'appétit est conservé.

TRAITEMENT

Traitement du rhumatisme noueux (Dr N. Gueneau de Mussy)

Arséniate de soude.......	1 à 2	grammes.
Carbonate de soude...........	100	—

Pour un grand bain.

A l'intérieur faire usage de la potion suivante :

Extrait mou de quinquina..... 60 cent. à	1	gramme.
Iodure de potassium. 30 — à	1	—
Julep gommeux..............	120	—

Les professeurs Lassègue et Trousseau se louaient beaucoup de l'administration, au commencement du repas, de la teinture d'iode prise en deux ou trois fois dans la journée et dont la dose peut, suivant la tolérance individuelle, être portée de quelques gouttes à 1, 2, 3, 4, 5 et 6 grammes.

Trousseau conseillait aussi de plonger les parties affectées dans du sable chauffé à 60 et 70° centigrades, deux à trois fois par jour et pendant une ou deux heures. Il importe que le sable soit maintenu à la même température.

La douche écossaise est encore indiquée (professeur Tardieu).

Eaux minérales d'Aix-les-Bains, Gréoulx, Luchon, Néris, Plombières, Mont-Dore, Wildbad, Tœplitz, Pfäffers.

ROUGEOLE

SYMPTOMES PRINCIPAUX

Au début larmoiement, injection des yeux, légère photophobie, coryza accompagné fréquemment d'épistaxis abondantes. Toux assez vive, quelquefois un peu rauque. Éruption caractérisée par de petites saillies, rouges, veloutées, circonscrivant les espaces dans laquelle la peau est restée blanche. Lorsque les taches morbilleuses sont plus saillantes qu'à l'ordinaire et comme papuleuses, la rougeole est dite boutonneuse.

Râles sibilants puis sous-crépitants indiquant que le catarrhe morbilleux occupe les petites bronches. Expectoration de crachats épais, arrondis, d'un jaune verdâtre comme ceux de quelques phthisiques. Le huitième jour l'éruption tend à disparaître, et alors commence une desquamation furfuracée.

TRAITEMENT

Repos, température modérée, boissons adoucissantes. Tisane de fleurs pectorales édulcorée avec du sirop de goudron.

Potion expectorante (Dr H. Roger)

Oxyde blanc d'antimoine.......	50	centigr.
Sirop de digitale..............	10	grammes.
Julep gommeux................	60	—

A donner par cuillerées, de deux en deux heures, dans la bronchite qui accompagne la rougeole.

Potion diaphorétique (Dr Bourdon)

Acétate d'ammoniaque....	3 à 6	grammes.
Alcoolat de cannelle.........	6	—
Julep gommeux..............	120	—

F. S. A. une potion à donner par cuillerées à bouche dans la journée aux enfants atteints de rougeole, quand l'éruption ne se fait pas franchement.

Contre la laryngite striduleuse qui survient quelquefois dans la rougeole, le Dr J. Simon prescrit :

Alcoolature de racine d'aconit.	5	grammes.
Teinture de belladone	6	—

Trois gouttes matin et soir, en augmentant d'une goutte par jour jusqu'à vingt.

Ou encore :

Sirop de belladone............	10	grammes.
Sirop de codéine..............	10	—
Sirop de Tolu........	10	—

Une cuillerée à café matin et soir.

SCARLATINE

SYMPTOMES PRINCIPAUX

Fréquence du pouls considérable. Souvent vomissements et diarrhée. Mal de gorge. Langue fébrile, c'est-à-dire chargée d'un enduit un peu limoneux, à peine rouge à la pointe et sur les bords. Rougeur assez vive et quelquefois aspect pointillé du voile du palais. Amygdales rouges et gonflées. Sur la peau, éruption caractérisée par une coloration diffuse, par plaques, d'un rouge écarlate, accompagnée de miliaire ; cette éruption présente son maximum d'intensité sur le cou, sur la poitrine, sur le ventre, à la face interne des bras et des cuisses. La pression du doigt fait que la rougeur disparaît momentanément, et est remplacée par une coloration blanche, qui disparaît aussitôt que la pression cesse. La langue recouverte d'abord d'un enduit limoneux, prend vers le cinquième jour l'aspect d'une fraise. Vers le septième ou le huitième elle devient plus lisse. Vers le douzième, l'épithélium a repris son épaisseur naturelle. Enfin du sixième au neuvième jour, commence la desquamation, qui débute par le cou et par la poitrine, et dure quelquefois un mois ou deux.

TRAITEMENT

Comme traitement prophylactique, Velsen fait dissoudre 10 centigrammes d'extrait de belladone dans 60 grammes d'eau distillée additionnée de 8 grammes d'alcool et donne cinq, dix, quinze et même vingt gouttes de ce mélange suivant l'âge.

Dans le même but, Niemeyer conseille une solution de 15 centigrammes d'extrait de belladone pour 30 grammes d'eau. On donne autant de fois deux gouttes par jour autant que l'enfant a d'années.

Abandonner le malade à la nature. Boissons acidules. Repos. Température douce.

Contre les accidents nerveux, affusions froides, et à l'intérieur l'esprit de Mindererus à la dose de 2 à 4 grammes, ou le musc qu'on donne jusqu'à un gramme dans les vingt-quatre heures, ou les bromures de potassium, de sodium ou d'ammonium.

Contre l'angine scarlatineuse, insufflations d'alun et de tannin faites alternativement; au besoin, cautérisation avec l'acide chlorhydrique mélangé avec du miel rosat.

Contre l'anasarque scarlatineuse, faire des frictions sur la région lombaire avec un mélange d'huile de croton (une partie) et d'huile de pavot (deux parties). Le plus souvent une seule friction suffit pour dissiper les accidents.

Contre les épanchements séreux de la plèvre et du péricarde, larges vésicatoires volants, et au besoin ponction.

Potion calmante (Dr Archambault)

Bromure de potassium....	2 à 4	grammes.
Sirop de laurier-cerise.......	20	—
Sirop diacode................	10	—
Hydrolat de tilleul...........	100	—

F. S. A. une potion dont on administrera une cuillerée à soupe toutes les heures aux enfants atteints de scarlatine, chez lesquels il survient du délire.

SCIATIQUE (NÉVRALGIE)

SYMPTOMES PRINCIPAUX

Douleur ordinairement vive, accompagnée d'élancements, et d'une sensation de chaleur brûlante ou de froid sur tout le trajet, ou sur un point limité du nerf sciatique.

TRAITEMENT

Ventouses scarifiées, vésicatoires morphinés. Injections sous-cutanées de morphine ou de nitrate d'argent, liniments calmants et révulsifs. Fumigations de pin de Mugho.

Eaux d'Aix-les-Bains avec massage. Barèges, Bagnères de Luchon, de Néris, de Bourbonne.

Liniment révulsif (Richard)

Ammoniaque liquide..........	10	grammes.
Essence de thérébenthine......	15	—
Huile d'amandes douces........	15	—

Mêlez. Trois frictions par jour durant quatre à cinq minutes contre la sciatique rebelle.

Autre (Delfraisse)

Essence de térébenthine......	30	grammes.
Tartre stibié..................	4	—

Frictions trois à quatre fois par jour avec ce liniment.

Le Dr Debove préconise la méthode par congélation.

Il pratique avec du chlorure de méthyle, placé dans un siphon muni d'un ajutage spécial, des pulvérisations le long du nerf malade, en s'arrêtant particulièrement sur les points douloureux. Cette pulvérisation n'a pas besoin de durer plus de quelques minutes, et elle est suivie instantanément de la disparition des douleurs. Une seconde séance est cependant nécessaire. Lorsqu'on prolonge un peu trop longtemps la pulvérisation, on produit la vésication.

Une pratique anglaise répandue, consiste à appliquer le long du nerf sciatique de la fleur de soufre, et de maintenir le tout avec une bande de flanelle.

SCORBUT

SYMPTOMES PRINCIPAUX

Bouffissure de la face. Teinte jaunâtre du visage. Lassitude, tristesse, abattement. Gonflement des gencives : elles deviennent livides, molles, spongieuses, saignantes, principalement au niveau de chaque dent où se forment des espèces de végétations fongueuses, violacées. Mastication difficile et douloureuse, haleine fétide.

Apparition sur les jambes, les cuisses et sur le tronc de petites taches hémorrhagiques ou de véritables pétéchies occupant les parties superficielles de la peau. Des ecchymoses plus profondes et plus étendues existent sous la peau qui est sèche, rude, très sensible au toucher. Douleurs générales dans les os. Gonflement des genoux. Hémorrhagies par les muqueuses et par la peau. Ulcération des gencives. Déchaussement des dents.

TRAITEMENT

Potion antiscorbutique (Dr Bucquoy)

Eau de mélisse	120	grammes.
Jus de citron.................	60	—
Eau-de-vie....................	10	—
Sirop de quinquina...........	50	—

F. S. A.

Collutoire autiscorbutique (Dr David)

Iodoforme en poudre.

En recouvrir une fois par jour les ulcérations scorbutiques : après quelques minutes, lavage de la cavité buccale. Dans l'intervalle des attouchements, le malade fera usage d'un gargarisme préparé avec une infusion de feuilles de ronces édulcorée avec du sirop de mûres, et additionnée pour un verre, de 10 grammes de teinture de gaïac.

Régime tonique, composé de viandes rôties et de légumes frais. Exercice au grand air. Eaux minérales de Vichy, Bourbonne, Amélie-les-Bains, Balaruc.

STOMATITE APHTHEUSE

SYMPTOMES PRINCIPAUX

Petite tumeur arrondie appréciable à la langue et au toucher, d'abord transparente puis opaque, prenant l'apparence pustuleuse et occasionnant dans la bouche un sentiment de chaleur et de gêne. Cette vésicule se rompt, et devient une ulcération lenticulaire superficielle à bords saillants grisâtres, durs, enflammés, souvent saignants, et très douloureuse au contact de la langue et de tout corps étranger.

Cette stomatite (véritable *herpes des muqueuses*) est dite discrète ou confluente. Elle occupe surtout la face interne des joues et des lèvres, la surface ou les bords de la langue, les piliers du voile du palais, plus rarement les gencives. Souvent il y a du malaise, de l'inappétence, et un léger mouvement fébrile, haleine fétide.

TRAITEMENT

Bains, boissons acidules ou émollientes. Légère cautérisation avec le nitrate d'argent. Gargarismes de borate de soude, chlorate de potasse édulcorés de miel rosat.

Collutoire (Thompson)

Eau distillée de roses........	100	grammes.
Acide sulfurique dilué........	3	—

Teinture de cachou..........	10 grammes.
Teinture d'opium............	3 —

Avec lequel on touchera les points affectés.

STOMATITE CRÉMEUSE, PULTACÉE (MUGUET)

SYMPTOMES PRINCIPAUX

Chez les jeunes enfants, érythème des fesses et de la partie postérieure des cuisses, puis diarrhée, fièvre; au bout de peu de jours apparaissent sur la langue, plus rarement à la face interne des joues, de petits grains blancs analogues pour l'apparence à du lait caillé. Enfin si la maladie présente une certaine gravité, il se produit de la diarrhée, du météorisme, de la sécheresse de la langue, des ulcérations malléolaires, un affaissement profond, le refroidissement des extrémités, le ralentissement du pouls, l'amaigrissement extrême, la pâleur, la décrépitude du facies, etc.

TRAITEMENT

Collutoire (Dr Bazin)

Eau distillée................	25 grammes.
Sublimé corrosif...........	60 centigr.
Alcool......................	5 grammes.

Mêlez pour usage externe.

A l'aide d'un pinceau trempé dans ce liquide, on balaye les plaques de muguet une, deux ou trois fois par jour. Le médecin seul doit faire cette opération.

Le Dr Archambault recommandait les alcalins localement et à l'intérieur. Il prescrivait par exemple les gargarismes au borax, et l'eau de de Vichy en boisson. Il recommandait de ne pas mélanger le borax au miel, ou à des matières sucrées qui, en séjournant dans la bouche, sont aptes à subir une transformation acide. Sous l'influence de ce traitement, le muguet se laisse détacher ou tombe spontanément. Il suffit de le frotter avec un petit tampon de linge imbibé de la solution alcaline.

Le professeur Damaschino conseille l'eau oxygénée, comme topique contre le muguet.

On en fait deux à quatre applications dans les vingt-quatre heures. Dans l'intervalle, les malades peuvent se gargariser avec de l'eau oxygénée au quart. Continuer le traitement deux ou trois jours de suite. Alimentation tonique et reconstituante. Faire gargariser les malades avec de l'eau de Vichy, ou en mêler une petite quantité aux boissons.

Collutoire contre le muguet (Prof. Sée)

Glycérine pure		20 grammes.
Amidon	} āā	4 —
Borate de soude pulvérisé		

F. S. A. Frictionner avec un linge rude les parties atteintes de muguet, puis les toucher avec ce collutoire.

Gargarisme boraté (Prof. Gubler)

Borate de soude	10 grammes.
Eau chaude	200 —

Faites dissoudre et ajoutez :

Alcoolé de pyrèthre	} āā	10 gouttes.
Essence de menthe		

F. S. A.

STOMATITE MERCURIELLE

SYMPTOMES PRINCIPAUX

Gonflement, rougeur, douleur des gencives; les malades perçoivent une saveur métallique désagréable. Fétidité de l'haleine : les gencives s'ulcèrent, se détachent des dents : celles-ci couvertes d'un enduit sale, limoneux, deviennent vacillantes. Une salivation abondante s'établit.

Gonflement considérable de la langue. Tuméfaction des glandes parotides, sous-maxillaires, et des ganglions. Dans les cas graves, ulcérations plus ou moins larges, arrondies, couvertes d'une pellicule blanchâtre ou grisâtre sur les différents points de la bouche.

TRAITEMENT

Prophylaxie de la stomatite mercurielle : avant le traitement mercuriel, faire mettre la bouche en bon état, nettoyer les dents. Dans une bouche bien propre l'inflammation sera légère, limitée aux gencives et cédera facilement aux caustiques (fer rouge, acide chromique) et aux lavages antiseptiques (au chloral, acide borique, eau oxygénée) (Dr David).

Dentifrice préventif de la stomatite mercurielle (Prof. Panas)

Poudre de quinquina..........	15 grammes.
Poudre de cachou.............	15 —
Poudre de tannin..............	15 —
Essence de menthe...........	5 gouttes.

Lorsque la maladie est déclarée :

Chlorate de potasse à l'intérieur sous forme de potion et en collutoire, gargarisme, pilule ou cataplasme d'après le procédé de Gosselin.

Solution contre la stomatite mercurielle (Professeur Gosselin)

Chlorate de potasse.........	4 grammes.
Laudanum de Sydenham.....	1 gramme.
Hydrolat de laurier-cerise.. } Eau distillée....... ...... }	āā 15 grammes.

Faites dissoudre.

On trempe des plumasseaux de charpie dans ce mélange, et on les introduit dans les gouttières gingivales, en haut et en bas. Le malade les garde plusieurs heures par jour, en crachant au besoin, et les renouvelle deux ou trois fois.

Mixture préventive contre la stomatite mercurielle (Dr J. Simon)

Alcoolature de cochléaria......	10	grammes.
Teinture de quinquina........	8	—
Teinture de cachou..	4	—
Teinture de benjoin..........	2	—
Eau de Botot................	200	—

Mêlez.

On verse une certaine quantité de cette mixture dans de l'eau chaude, et on se gargarise, matin et soir.

Gargarisme contre la stomatite mercurielle (Dr Ricord)

Acide chlorhydrique pur.......	1	gramme.
Mellite de roses...............	30	grammes.
Hydrolat de laitue.............	220	—

Traitement du Dr Magitot

Cautérisation avec l'acide chromique anhydre.

Collodion styptique

Collodion....................	100	grammes.
Acide phénique..............	10	—
— tannique...............	5	—
— benzoïque.............	5	—

Mêlez intimement.—Caustique, hémostatique.

Collutoire calmant

Extrait d'opium	2 décigrammes.

Faites dissoudre :

Eau	120 —

Ajoutez :

Miel blanc	20 grammes.

Contre toutes les affections buccales douloureuses.

STOMATITE SIMPLE OU ÉRYTHÉMATEUSE

SYMPTOMES PRINCIPAUX

Rougeur ponctuée ou disséminée par plaques sur la partie interne des lèvres, sur les gencives, à la voûte palatine, sur la langue ou en dedans des joues. Douleur cuisante augmentant par le contact des aliments, le passage de l'air froid, les mouvements de la mâchoire et de la langue. La cuisson est surtout vive lorsque, par suite de la chute de l'épithélium, il se produit de légères érosions.

Sécrétion buccale modifiée : au début sécheresse ; plus tard salivation plus ou moins abondante.

TRAITEMENT

Traitement du Dr Andrieux

Nettoyage de la bouche : éloignement des causes d'irritation, racines, pièces de prothèse, etc. ; gargarismes émollients avec du lait, décoction de guimauve et pavot, orge miellée, usage de lotions astringentes avec la décoction de feuilles de noyer, de noix de galle, la solution de tannin, la limonade au citron. Lorsqu'elle présente une certaine gravité on aura recours à l'application d'une ou de deux sangsues à l'angle de la mâchoire. Léger laxatif.

STOMATITE
ULCÉRO-MEMBRANEUSE

SYMPTOMES PRINCIPAUX

Formation sur la muqueuse buccale, de pellicules grisâtres plus ou moins épaisses, irrégulières.

A leur sertissure les gencives se gonflent, deviennent saignantes, puis s'ulcèrent bientôt. De là l'inflammation gagne la face interne des joues, puis aux autres parties de la bouche. La muqueuse elle-même, autour des fausses membranes, est rouge, gonflée, et forme un bourrelet saignant et fongueux, ce qui lui donne l'aspect d'ulcères. L'intérieur de la bouche est douloureux, l'haleine fétide, les ganglions sous-maxillaires gonflés et douloureux; face tuméfiée, salivation abondante. Cette stomatite ne serait souvent qu'une forme des accidents de dent de sagesse.

TRAITEMENT

Traitement du Dr Bergeron

Chlorate de potasse *intus* et *extra*.

Gargarisme contre la stomatite ulcéro-membraneuse (Professeur Jaccoud)

Chlorate de potasse	6	grammes.
Alcoolature de cochléaria.....	30	—
Sirop de quinquina...........	60	—
Décoction de quinquina.......	250	—

F. S. A. une solution avec laquelle le malade se gargarisera toutes les deux ou trois heures.

Pour nourriture du hachis de viande, des

potages et du vin de Bordeaux. Dans la journée le malade sucera quelques pastilles de chlorate de potasse concentré.

Il convient tonjours de rechercher s'il n'y a pas une cause locale, carie, tartre, dent de sagesse, et y porter remède.

Emploi de gargarismes émollients pendant quelques jours, enfin usage de gargarismes astringents, iodo-tanniques au chlorate de potasse. Au besoin on touchera les ulcérations avec un pinceau imbibée de teinture d'iode, ou d'une solution d'azotate d'argent. Il va sans dire que les conditions hygiéniques doivent autant que possible être améliorées.

SURDITÉ NERVEUSE

Cette surdité est parfois idiopathique. Le plus souvent elle est symptomatique d'une affection de la caisse ou est déterminée par une action réflexe, une maladie des centres nerveux.

Elle est déterminée :

a. Par UNE ANÉMIE DU LABYRINTHE.

SYMPTOMES PRINCIPAUX

Une grande perte de sang, une anémie générale, un obstacle à l'afflux du sang dans l'artère auditive interne produisent de l'anémie labyrinthique caractérisée par des bruits subjectifs avec vertige giratoire, défaillance, envie de vomir, surdité.

TRAITEMENT

Faire disparaître la cause de l'anémie.

Dans les formes angio-névrotiques (actions réflexes) :

1° Chaque jour, donner deux à six cuillerées à café et plus de ce sirop :

Bromure de potassium........	15 grammes.
Sirop d'écorces d'oranges amères........................	200 —

2° Galvaniser le ganglion cervical supérieur du grand sympathique.

b. Par UNE HYPERHÉMIE DU LABYRINTHE.

SYMPTOMES PRINCIPAUX

Cette hyperhémie est surtout caractérisée par des vertiges, de la torpeur, une sensation de plénitude dans l'oreille affectée, de l'embarras de la tête, des malaises, une tendance aux vomissements et à l'incertitude de la marche.

Diminution de perception cranienne. Diapason mieux perçu du côté sain ou le moins malade.

Cette affection est déterminée par une otite moyenne, par des affections du cerveau, de la base du crâne, par des actions réflexes, etc.

TRAITEMENT

Hyperhémie faible : Ventouses sèches à la nuque, sinapismes aux cuisses et bains de pieds sinapisés. Purgatifs drastiques. Régime sévère.

Hyperhémie forte : Traiter la maladie initiale.

Émissions sanguines locales et même générales, mêmes moyens que précédemment mais plus énergiques.

Plus tard injections sous-cutanées de pilocarpine et galvanisation du ganglion cervical supérieur.

Dans tous les cas de bourdonnements forts, chaque jour une cuillerée à café à six ou plus du sirop de bromure de potassium indiqué ci-dessus.

Contre les vertiges pilules de quinine en suivant les indications données ci-dessous.

c. Par UNE HÉMORRHAGIE DANS LE LABYRINTHE, ou maladie de Ménière.

Cette hémorrhagie détermine les symptômes d'une congestion cérébrale apoplectiforme ou d'une véritable attaque d'apoplexie cérébrale : vertiges, bourdonnements, nausées, vomissements, marche chancelante, perte brusque de connaissance, reprise de connaissance, pâleur de la face qui est inondée de sueur, surdité bilatérale, parfois unilatérale.

Traitement du professeur Charcot

Sulfate de quinine......... 30 à 80 centigr.
Et même..................... 1 gramme.

Un gramme par jour à dose progressive pendant un mois, repos pendant quinze jours ou un mois et reprendre le même traitement en suivant l'ordre indiqué.

Traitement du Dr Miot

1°	Chlorhydrate de quinine......	3 grammes.
	Extrait alc. de quinquina.....	1gr,50

Mêmes doses que précédemment.

2° Quelques semaines après le début de la maladie ou après un terme moins long, galvanisation du grand sympathique.

3° Injections sous-cutanées de pilocarpine.

SYCOSIS

SYMPTOMES PRINCIPAUX

Petites pustules peu enflammées, entièrement suppurées, reposant sur des tissus épaissis, raides (particulières au sexe masculin); siégeant exclusivement dans les points occupés par la barbe; ayant individuellement une durée extrêmement longue, se transformant, dans la forme chronique (sycosis tuberculeux) en gros noyaux d'induration (pois, noisettes et même plus gros), qui sont groupés en chapelets, ou fournissant des croûtes sèches, grises noirâtres, assez larges.

TRAITEMENT

Pommade contre le sycosis (Dr Bouchut)

Axonge benzoïnée............	30 grammes.
Oxyde de zinc...............	6 —
Créosote de houille.......	20 à 30 gouttes.

M. S. A.

Onctions matin et soir, puis recouvrir de taffetas gommé. Si le traitement échouait, on aurait recours à l'épilation.

Eau distillée..................	120 grammes.
Sublimé.........................	1 gramme.

On verse une cuillerée à café de cette solution dans un verre d'eau froide, et on lotionne la partie enflammée.

Si l'affection continue sa marche, il faudra

recourir à l'épilation complète, après application à chaque séance de la pommade suivante :

Turbith	1 gramme.
Axonge	30 grammes.

(Dr Catris).

Mêlez.

Bains et douches de vapeur de quinze minutes de durée sur l'éruption, bains et douches sulfureux. Eaux de Barèges, d'Enghien, d'Aix-les-Bains, de Cauterets.

SYPHILIS

SYMPTOMES PRINCIPAUX

a. *Primitifs.* — Du troisième au huitième our après un coït impur, apparition généralement à la verge, d'un ou de plusieurs chancres.

Le chancre commence par une démangeaison, par une rougeur en général peu marquée, et par la formation d'une petite vésicule remplie de pus, sans induration notable qui ne tarde pas à s'ulcérer. On voit alors apparaître une ulcération arrondie plus ou moins profonde, d'étendue variable, dont les bords sont taillés à pic, le fond grisâtre et entouré d'une auréole violacée. Dans le second septénaire il se forme à la base un épaississement très circonscrit. C'est le chancre induré.

b. *Secondaires.* — Céphalée, douleurs vagues névralgiques et rhumatoïdes ; engorgement des ganglions cervicaux postérieurs. Affections diverses de la peau ou des membranes muqueuses.

c. *Tertiaires.* — Douleurs ostéocopes. Périostoses. Exostoses. Tumeurs gommeuses.

d. *Quaternaires.* — La période quaternaire ou syphilis viscérale comprend des déterminations morbides de la syphilis vers le cerveau, le poumon, le foie, la rate, les reins.

TRAITEMENT

Cautériser le chancre avec l'acide azotique monohydraté (Dr Langlebert), ou avec le thermocautère. Le vin aromatique, la teinture d'iode, l'iodoforme, l'antipyrine servent au pansement.

Pommade pour le pansement des chancres phagédéniques (Dr Vidal)

Acide pyrogallique	10	grammes.
Vaseline	40	—

Panser une fois par jour pendant trois à cinq jours consécutifs, avec un plumasseau de charpie enduit de cette pommade. Quand les surfaces sont modifiées, on fait le pansement à l'iodoforme.

Pansement des ulcérations primitives (Dr Ch. Mauriac)

Eau distillée	500	grammes.
Hydrate de chloral	5	—
Teinture d'eucalyptus	10	—

Pilules contre la syphilis secondaire (Dr Langlebert)

Bichlorure de mercure	30	centigr.
Thridace	1	gramme.

Pour quarante pilules.

Commencer par une le matin et une le soir, et aller jusqu'à quatre par jour.

Injection sous-cutanée de peptone mercurique ammonique (Dr Vidal)

Eau distillée	25	grammes.
Glycérine	5	—
Peptone mercurique ammonique	50	centigr.

Chaque injection sous-cutanée contient donc 5 milligrammes de sublimé.

Au bout de quelques mois de traitement mercuriel on fait prendre l'iodure de potassium concurremment avec le mercure, par exemple un gramme d'iodure de potassium et le soir deux ou trois pilules de sublimé.

Contre la roséole, fumigation au cinabre.

Dans la période de transition entre les accidents secondaires ou tertiaires, on prescrit le sirop de Gibert ou le sirop suivant :

Sirop de Gibert modifié (Dr Vidal)

Biiodure de mercure	30	centigr.
Iodure de potassium	30	grammes.
Eau distillée	50	—
Sirop de quinquina	950	—

Ne pas filtrer.

On emploie avec beaucoup d'avantage la solution suivante :

Solution contre la syphilis (Martineau et Delpech)

Peptone mercurique ammonique	1 gramme.
Glycérine pure	50 grammes.
Eau distillée	200 —

A prendre par cuillerée à café qui représente 5 milligrammes de sublimé.

Ou encore on administre le même médicament en injections sous-cutanées.

Traitement de la syphilis tertiaire (Professeur Hardy)

Eau distillée	300 grammes.
Iodure de potassium	20 —
Biiodure de mercure	10 centigr.

F. S. A. une solution. A prendre une cuillerée à bouche par jour au début, et deux cuillerées à partir du cinquième jour, une le matin et une le soir.

Le Dr Mauriac a remplacé la liqueur de Van Swieten par la suivante :

Nouvelle liqueur de Van Swieten (Dr Mauriac)

Eau distillée	550	grammes.
Sirop de morphine	250	—
Hydrolat de fleurs d'oranger	100	—
Alcoolé de menthe	4	—
Alcool rectifié	95	—
Bichlorure d'hydrargyre	1	gramme.

Mêlez.

Une cuillerée à café dans une tasse de lait.

Pilules antisyphilitiques (Professeur Laboulbène)

Onguent mercuriel double	4	grammes.
Savon amygdalin	2	—
Extrait de quinquina	1	gramme.
Extrait gommeux d'opium	1	—
Guimauve pulvérisée		Q. S.

Pour quarante pilules de 0gr,25 chacune. De une à trois pour les hommes, et de une à deux pour les femmes.

TAIES DE LA CORNÉE

SYMPTOMES PRINCIPAUX

Opacités plus ou moins épaisses de la cornée succédant à des ulcérations cicatrisées.

Troubles de la vision en rapport avec l'épaisseur des taies et avec la déformation de la cornée résultant de l'altération des tissus (astigmatisme).

TRAITEMENT

Les collyres irritants (poudres, pommades, liquides) agissent favorablement sur les taies en activant la résolution des produits plastiques infiltrés.

Poudre

Calomel à la vapeur	āā 5 grammes.
Sucre pulvérisé	

Pommade (Dr Gillet de Grandmont)

Magistère de soufre	25 centigr.
Vaseline pure	5 grammes.

Teinture de cantharides pour toucher à l'aide d'un pinceau de temps en temps le centre de la taie (Dr Sichel).

Collyre (Dr Galezowski)

Laudanum de Rousseau....	ãã 5 grammes.
Eau distillée..............	

Contre les taies indélébiles on pratiquera le tatouage à l'encre de Chine.

Si la taie obstrue le centre de la cornée et empêche la pénétration des rayons lumineux dans la pupille, on pratiquera une pupille artificielle.

TEIGNE FAVEUSE

SYMPTOMES PRINCIPAUX

Au début, on voit apparaître une petite élevure de l'épiderme, dans le milieu de laquelle on aperçoit par transparence un petit corps jaune qui n'est autre chose que le favus, et qui est enfermé dans le derme qu'il déprime, et auquel il adhère fortement. Quelquefois le favus est recouvert en outre d'une exsudation purulente. Mais bientôt ces couches épithéliales ou liquides disparaissent, et le champignon montre librement sa surface d'un jaune de soufre, lisse, sèche, et nettement limitée, plane ou concave à l'extérieur, convexe par la face adhérente, irrégulièrement arrondie, et d'un diamètre qui varie de 1 à 15 millimètres. La face libre est la partie la plus large du champignon : elle dépasse en général le niveau de la peau, et offre au centre une sorte de godet qui se comble bientôt; souvent elle est cachée par des amas de couches épidermiques et purulentes desséchées. Le favus est ordinairement traversé par un ou plusieurs poils. Si on l'enlève, il reste à sa place une dépression lisse et d'une teinte rouge, qui ne tarde pas à disparaître ainsi que la rougeur, parce que le derme comprimé reprend son épaisseur normale, jusqu'à ce qu'un nouveau champignon se forme à côté ou à la place des premiers.

A mesure que les favi s'accroissent en largeur, ils entourent peu à peu les cheveux voisins, et peuvent se réunir en groupes confluents, en plaques plus ou moins larges, irrégulières, proéminentes, fongueuses. Il peut se faire ainsi que, par les progrès du mal, les plaques se confondent à leur tour, le cuir chevelu tout entier se recouvre d'une espèce de calotte croûteuse, épaisse, inégale, ne donnant passage qu'à quelques cheveux grêles, rugueux, isolés ou agglutinés par mèches, et au-dessous la peau est saignante et parsemée d'ulcérations plus ou moins profondes; le tissu cellulaire sous-cutané est lui-même rouge et injecté : les ganglions lymphatiques voisins sont engorgés : parfois il se forme des abcès. Il existe un prurit souvent très pénible.

Pommade contre le favus (Dr Bazin)

Turbith minéral 50 centigr. à		1 gramme.
Huile d'amandes douces....	ãã	2 grammes.
Glycérine.................		
Axonge.....................		15 —

Mêlez.

Pour combattre le favus on étend sur le cuir chevelu une couche d'huile de cade, destinée à éteindre la sensibilité de cette région, puis on procède à l'épilation, qui devient ainsi plus facile et moins douloureuse. Immédiatement après l'épilation, afin que le liquide puisse pénétrer dans l'ouverture encore béante des follicules, on lave le cuir chevelu avec une solution aqueuse de sublimé au 5/100, et on se sert pour cela d'une brosse douce, d'une éponge, ou d'un tampon de charpie. Les mêmes lotions sont continuées, matin et soir, pendant deux ou trois jours après que l'épilation est terminée, puis on recours à la pommade au turbith que l'on emploie jusqu'à complète guérison. Ordinairement deux ou trois épilations sont nécessaires.

TEIGNE TONDANTE

SYMPTOMES PRINCIPAUX

Plaques arrondies dans lesquelles la peau inégale, parsemée d'aspérités sensibles à la vue et au toucher, est recouverte de cheveux rompus très également à 2 ou 3 millimètres au-dessus de l'épiderme, de manière à former une véritable tonsure.

TRAITEMENT

Traitement de la teigne tondante (Dr Besnier)

Faire raser la tête; savonner le cuir chevelu matin et soir, et appliquer gros comme une noisette de la pommade suivante :

Acide borique..................	1 gramme.
Soufre sublimé	1 —
Vaseline blanche...............	48 grammes.

Traitement du Dr Cadet de Gassicourt

Raser la plaque au delà des limites apparentes du mal ; appliquer le lendemain le topique du Dr Ladreit de la Charrière composé d'un mélange à parties égales d'huile de croton, de cire vierge et de beurre de cacao; on donne à ce mélange qui est solide, la forme d'un petit bâton de 2 centimètres de diamètre sur 10 centimètres de longueur, et on le recouvre d'une feuille d'étain pour protéger, contre son action, les doigts de l'opérateur.

Si les plaques sont nombreuses, on ne les touche que les unes après les autres, et jamais le même jour. Si elles sont grandes, on les attaque par segments, par quart, par tiers, par moitié, selon leur étendue : en un mot on traite une grande plaque comme plusieurs petites. Dès que les croûtes ont paru, et jusqu'à leur chute, application constante de cataplasmes de fécule de pommes de terre. Observer attentivement l'état de la peau débarrassée de croûtes, et ne faire une nouvelle application que quand l'inflammation a disparu. Ne pas chercher à aller vite. Mettre un intervalle de trois semaines, d'un mois même s'il le faut, entre chaque application, pour peu que l'aspect de la peau donne la moindre inquiétude.

TÉTANOS

SYMPTOMES PRINCIPAUX

Le début du tétanos traumatique est brusque. Légère douleur à la nuque, gêne de la déglutition avec un peu de rigidité au cou. Puis la mâchoire inférieure devient moins libre dans ses mouvements, ses muscles élévateurs deviennent rigides, et s'appliquent fortement à la mâchoire supérieure.

Si l'affection prend de l'extension, la douleur et la rigidité gagnent les muscles du dos, les muscles extenseurs des membres inférieurs et les extenseurs du membre supérieur. Tête renversée en arrière, le rachis décrivant une courbe à concavité postérieure, membres restant dans l'extension.

Si la contracture frappe les muscles antérieurs du tronc et les fléchisseurs, la paroi de l'abdomen est appliquée sur la colonne vertébrale qui s'infléchit en avant : genoux appliqués à la région épigastrique, talons aux muscles fessiers. Quelquefois tétanos général.

Front plissé, œil fixe, paupières contractées, ailes du nez portées en haut et en arrière, rire sardonique. Intelligence intacte, lèvres et face violacées. Sueurs froides. Asphyxie lente.

TRAITEMENT

Sudorifiques (jaborandi). Injections sous-cutanées de morphine. Emploi des solanées vireuses à haute dose (Lenoir). Bains alcalins. Frictions mercurielles.

Injections sous-cutanées contre le tétanos chez les enfants (Dr Silbermann)

Extrait de fève de Calabar....	20 centigr.
Eau distillée..................	10 grammes.

Mêlez.

Faire chaque jour deux injections de 1 gramme chaque fois.

Traitement du tétanos (Dr Maragliano)

1° Mettre le malade dans une chambre obscure, qu'on ouvrira lentement tous les quarts d'heure, afin de donner les aliments et les boissons nécessaires;

2° Boucher le conduit auditif externe, et recommander au malade le repos absolu;

3° Toutes les trois ou quatre heures, faire prendre au malade du bouillon, un œuf ou du vin blanc;

4° Calmer les douleurs en faisant prendre de la poudre de belladone ou de ciguë : le chloral est préférable;

5° Mettre des tapis sur le plancher.

Le professeur Jaccoud a obtenu, après d'autres observateurs, des guérisons, tant dans le tétanos traumatique que dans le spontané, par l'emploi quotidien de l'hydrate de chloral à des doses que l'on peut porter jusqu'à 12 et 15 grammes.

Les applications permanentes de glace sur la colonne vertébrale ont procuré des guérisons définitives.

TÆNIA

SYMPTOMES PRINCIPAUX

Étourdissements. Bourdonnements d'oreille. Troubles de la vue, prurit au nez et à l'anus, salivation, désordres de l'appétit et des digestions, coliques, douleurs à l'épigastre et dans différentes régions de l'abdomen, palpitations, lypothymies, lassitude dans les membres, amaigrissement.

TRAITEMENT

Tannate de pelletiérine à la dose de $0^{gr},40$ à $0^{gr},50$ dans 300 grammes d'un véhicule quelconque. Au bout de 15 minutes à une heure, administrer soit 30 grammes d'huile de ricin, soit 30 grammes de teinture de jalap composée, ou 45 grammes de sulfate de soude.

Apozème (Professeur Laboulbène)

Écorce sèche de racine de grenadier du Midi, de l'Espagne, ou du Portugal de préférence 60 à	90	grammes.
Eau pure....................	2	verres.

On fait macérer vingt-quatre heures, après quoi on réduit le liquide à la moitié de son volume, d'abord à feu doux, puis sur la fin à grand feu.

A prendre en une fois le matin à jeun. Aussitôt qu'on sentira un malaise se produire dans l'abdomen, on administrera de 15 à 100 grammes d'huile de ricin en une, deux ou trois fois.

Capsules vermifuges (Créquy et Limousin)

Extrait éthéré de fougère mâle...	50	centigr.
Calomel......................	5	—

Pour une capsule. Faites seize capsules semblables. Les administrer par deux toutes les dix minutes.

Looch vermifuge (Dr. Vidal)

Semences de citrouille........	100 grammes.
Huile de ricin..............	30 —
Looch blanc..................	N° 1.

Traitement du tænia chez les enfants (Dr Duchesne)

1° Diète la veille.

2° Le lendemain administrer la préparation suivante :

Extrait éthéré de fougère mâle vert........................	4 grammes.
Calomel........................	40 centigr.
Sucre........................	8 grammes.
Gélatine........................	Q. S.

Pour faire une gelée de consistance ordinaire.

TORTICOLIS

SYMPTOMES PRINCIPAUX

Dans le torticolis musculaire, le plus fréquent, inclinaison plus ou moins prononcée de la tête vers l'une des épaules. Dans le torticolis rhumatismal, douleur plus ou moins vive qui oblige à tenir le cou incliné, et rend pénible le décubitus sur le côté malade. Quelquefois léger gonflement. Mouvements du cou très bornés, muscle sterno-cléido-mastoïdien raccourci, et paraît dur et tendu. Mouvements du larynx et du pharynx gênés.

TRAITEMENT

Frictions avec un liquide calmant, laudanum, baume tranquille, chloroforme.

Liniment calmant (Dr Polaillon)

Baume tranquille..............	15 grammes.
Chloroforme..................	15 —

Eau-de-vie camphrée..........	10	grammes.
Laudanum de Sydenham.......	5	—

F. S. A.

Pommade calmante (Dr J. Simon)

Sulfate neutre d'atropine.......	25	centigr.
Axonge benzoïnée.............	30	grammes.

Mêlez. Usage externe.

Liniment calmant

Baume tranquille..........	100	grammes.
Laudanum de Rousseau... } ãã	15	—
Teinture de belladone... } ãã	15	—
Chloroforme...............	10	—

Mêlez.

TUMEUR LACRYMALE

SYMPTOMES PRINCIPAUX

Au début, larmoiement, rougeur de la conjonctive. Plus tard, mucosités sortant du sac lacrymal à la moindre pression. Enfin apparition dans la région du sac, d'une tumeur mal délimitée, rénitente, pouvant au début se vider par les points lacrymaux ou par le nez, si on la comprime. Plus tard la pression reste sans effet, la peau rougie s'enflamme, et s'ulcère, donnant lieu à une fistule suppurante.

TRAITEMENT

Traitement du Dr Gillet de Grandmont

Au début, élongation des points lacrymaux, lavage du canal par des liquides antiseptiques :

Hydrate de chloral.......	} ãa	50 centigr.
Salicylate de soude......	}	
Eau....................		200 grammes.

Dilatation du canal lacrymo-nasal par des sondes. En dernier lieu, ouverture de l'abcès, et cataplasmes émollients avec lotions antiseptiques :

Bichlorure d'hydrargyre.......	25 centigr.
Alcool....................	50 grammes.
Eau.......................	500 —

ULCÈRES GRAVES

OU SERPIGINEUX, INFECTIEUX DE LA CORNÉE (ULCÈRES A HYPOPYON, DES MOISSONNEURS)

SYMPTOMES PRINCIPAUX

Symptômes communs à toutes les kératites au début; puis apparition d'un ulcère situé généralement au centre de la cornée, ou sur l'un de ses bords, où il affecte la forme d'un coup d'ongle. Le fond de l'ulcère est grisâtre, ses bords irréguliers souvent taillés à pic sont déchiquetés; l'ulcère s'étend de plus en plus; s'il se cicatrise sur un point, c'est pour envahir d'un autre côté; les lames de la cornée s'amincissent de plus en plus, la membrane de Descemet cède aussi à la longue et une perforation se produit avec enclavement de l'iris; le plus souvent avant que la perforation ait eu lieu, l'humeur aqueuse s'est troublée, et un pus souvent concret apparaît dans la chambre antérieure, masquant parfois la pupille, tombant parfois dans la partie la plus déclive de la chambre antérieure. L'ulcère n'ayant point de tendance à se cicatriser de lui-même, détruit peu à peu irrémédiablement la cornée. Les douleurs névralgiques sont intenses dans cette affection redoutable. La constitution est généralement fort troublée.

TRAITEMENT

Au début lotions et irrigations antiseptiques avec :

Bichlorure d'hydrargyre.......	25	centigr.
Alcool........................	50	grammes.
Eau...........................	500	—

Si l'inflammation semble suraigüe, deux à quatre sangsues derrière l'oreille correspondante amèneront du soulagement. L'atropine, instillée au début, préviendra les synéchies postérieures. Le collyre d'ésérine agira ensuite contre la diapédèse des leucocytes.

Les pulvérisations d'eau phéniquée à 5 p. 100 à l'aide de l'appareil de Lister, seront favorables à l'arrêt de la suppuration, ainsi qu'un pansement antiseptique maintenu en permanence sur l'œil. Les compresses seront trempée dans les solutions ci-après :

Acide phénique	3 grammes.
— salicylique............	1 gramme.
Eau........................	100 grammes.

(Dr Sattler).

ou bien :

Antipyrine...................	5 grammes.
Eau..........................	100 —

(Dr Gillet de Grandmont).

Si l'ulcère continue à progresser malgré la médication, il faudra recourir à la kératotomie de Sœmisch.

Le traitement général ne doit point être négligé.

ULCÈRE SIMPLE DE L'ESTOMAC

SYMPTOMES PRINCIPAUX

Douleurs sourdes dans la région de l'estomac, diminution de l'appétit. Dépérissement. Plus tard dans la région de l'appendice xyphoïde du sternum, douleur térébrante donnant la sensation d'une brûlure ou d'une plaie à vif, exaspérée par la pression de la main sur le creux épigastrique, par l'ingestion des aliments. A cette douleur stomacale s'ajoute une douleur au niveau de la première vertèbre lombaire, ou des trois dernières vertèbres dorsales.

TRAITEMENT

Traitement du professeur Trousseau

Trois fois par jour, au moins une heure avant le repas, un paquet de 2 à 3 grammes de sous-nitrate de bismuth. Au bout de dix jours, remplacer par des pilules d'azotate d'argent, de 1 centigramme chaque : cinq jours de suite en prendre trois ou quatre, une heure avant de manger, puis revenir au bismuth pendant dix jours ; alors, durant quatre ou cinq jours, on donne le matin à jeun et au milieu du jour, un paquet composé de 1 centigramme de calomel et de 50 centigrammes de sucre en poudre, puis on reprend le bismuth, et ainsi en recommençant la série trois ou quatre mois de suite.

Diète lactée puis ensuite essayer quelques pâtes alimentaires, puis des œufs. On arrive à donner des purées, de la viande hachée crue, puis grillée. La douleur sera combattue par l'opium, la morphine en pilules, puis en injections hypodermiques, l'extrait gommeux d'opium à la dose de 1 centigramme. Les gouttes noires anglaises (1 à 2 gouttes), administrées avant les repas, font tolérer les aliments. Outre la lésion elle-même, donner comme adjuvant de la diète lactée, les alcalins (bicarbonate de soude dans l'eau de chaux), la magnésie qui réussissent dans tous les cas où il y a trop d'acide dans l'estomac. Le perchlorure de fer est utile dans le cas de gastrorrhagie.

Le professeur Hardy ordonne de préférence le nitrate d'argent à la dose de 2 à 10 centigrammes, en pilules qu'on peut ainsi formuler :

Nitrate d'argent................	1 centigr.
Conserve de roses.............	2 grammes.

Lavage de l'estomac avec le tube Faucher. Se servir d'abord d'une solution de sulfate de soude tiède pour laver l'estomac, puis aussitôt après d'eau de Vichy.

Le professeur Jaccoud recommande la diète lactée avec l'eau de chaux. Si les douleurs persistent, il faut recourir à la morphine. Dans le cas où les vomissements ne cèdent pas à la glace, au lait glacé, on fera sur la région épigastrique des frictions avec l'huile de croton ou on appliquera sur cette région un vésicatoire dont on entretiendra la suppuration au moyen d'une pommade épispastique. Si enfin le vomissement est rebelle, on peut administrer la créosote (4 à 5 gouttes dans 200 grammes d'eau, ou la teinture d'iode 3 à 4 gouttes dans quelques cuillerées d'eau sucrée). Enfin, en cas d'insuccès, on donnera le sous-nitrate de bismuth à la dose de 2 à 3 grammes une demi-heure ou trois quarts d'heure avant le repas.

URTICAIRE

SYMPTOMES PRINCIPAUX

Malaise général, céphalalgie, horripilations, frissons, lypothymies, dyspnée, quelquefois nausées et vomissements. Mouvement fébrile très marqué, puis apparition d'une éruption caractéristique occupant tantôt la face, tantôt d'autres parties du corps, et plus spécialement les épaules, les lombes, la face interne des avant-bras, des cuisses, le pourtour des genoux, constituées par des élevures rosées ou d'un rouge vif, quelquefois d'un blanc mat, entourées toujours d'une aréole rouge, et ressemblant tout à fait par leur forme, par leur étendue, par leur aspect à l'éruption produite par la piqûre des orties.

Quelquefois l'urticaire affecte la forme chronique.

TRAITEMENT

Légers purgatifs, boissons rafraîchissantes, acidules, bains amidonnés.

Si l'urticaire est provoquée par l'ingestion de substances alimentaires, on donnera un vomitif, puis une potion éthérée, ou vingt à quarante gouttes d'éther sulfurique dans un quart de verre d'eau sucrée.

Dans un cas d'urticaire chronique où les purgatifs salins, les bains émollients, les applications topiques, la poudre d'amidon et de sous-nitrate de bismuth mélangés à parties égales, le régime alimentaire simplifié avaient échoué, le Dr Ern. Labbé dut recourir à l'usage de l'arséniate de soude à haute dose (5 milligrammes à 1 centigramme par jour), et aux lotions de sublimé suivant la formule :

Sublimé corrosif...............	1 gramme.
Eau distillée....................	100 grammes.
Alcool..........................	Q. S.

Les adultes mettent une cuillerée à café de cette solution dans un demi-verre d'eau fraîche, et pratiquent avec ce liquide des lotions sur les parties atteintes, quand surviennent les démangeaisons.

Le Dr Blondeau vante également l'arséniate de soude dans l'urticaire. Il fait prendre à chaque repas, à ses malades, une cuillerée à café de la solution suivante :

Arséniate de soude...........	5 centigr.
Eau distillée..................	100 grammes.

Il ordonne en outre des boissons alcalines, des bains alcalins, et fait répandre sur les parties malades un mélange d'oxyde de zinc et d'amidon. Au bout de vingt jours on suspend l'arséniate de soude, pour le reprendre quelques jours plus tard.

Le Dr Besnier donne un granule d'un milligramme d'atropine le soir, et un second au milieu de la nuit, si les démangeaisons ne sont pas modifiées par une première dose.

Comme traitement externe, il conseille les lotions avec l'eau vinaigrée, ou avec une eau de Cologne légère ; l'application de poudres inertes, et si les plaques d'urticaire sont très douloureuses, on dirige sur elles des pulvérisations d'éther.

Pilules contre l'urticaire (Dr N. Gueneau de Mussy)

Poudre de jaborandi.......	ãã	10 centigr.
Extrait de gaïac............		
Benzoate de lithine....		20 —

Deux pilules en vingt-quatre heures en augmentant progressivement jusqu'à quatre chez les arthritiques sujets à l'urticaire. Continuer le traitement pendant plusieurs mois dans l'année en le coupant d'intervalles. Comme adjuvant on se trouvera également bien d'envoyer le malade faire une cure d'eau sulfureuse.

VAGINISME

SYMPTOMES PRINCIPAUX

Resserrement spasmodique et extrêmement douloureux du vagin.

TRAITEMENT

Traitement du Dr N Gueneau de Mussy

Beurre de cacao..............	2	grammes.
Bromure de potassium.........	30	centigr.
Extrait de belladone...........	1	—

F. S. A. des suppositoires à introduire dans le vagin tous les soirs pendant une ou deux semaines.

Toucher l'orifice vaginal avec :

Eau distillée..................	10	grammes.
Chlorhydrate de morphine......	50	centigr.
Sulfate d'atropine.............	1	—

Lorsqu'il y a rougeurs ou excoriations de la muqueuse, M. Gallard conseille la formule suivante :

Traitement du Dr Gallard

Poudre d'iodoforme............	2	grammes.
Beurre de cacao...............	2	—
Axonge récente...............	15	—

S'il n'y a que de la douleur, sans aucune altération apparente de la muqueuse, il prescrit :

Extrait de belladone............	2 grammes.
Axonge récente...............	15 —

Introduire chaque jour une mèche enduite de l'une de ces pommades et commencer par dix, douze ou quinze fils; augmenter ensuite tous les jours.

On a conseillé dans ces derniers temps de toucher les parties avec une solution de chlorhydrate de cocaïne au 1/50.

Dilatation lente ou forcée ou dilatation brusque.

Hydrothérapie, toniques, arsenic, antispasmodiques généraux, assa fœtida, valériane et douches d'acide carbonique. Injections de vapeurs de chloroforme. Tampons imbibés d'une solution à 4 p. 100 d'hydrate de chloral. Mèches enduites de pommade iodoformée, et dont on augmentera graduellement le volume. Suppositoires vaginaux.

Injections avec une solution concentrée de bromure de potassium.

VAGINITE

SYMPTOMES PRINCIPAUX

Douleur sourde, vague et profonde, s'irradiant dans toute la région génito-pelvienne, douleur bientôt suivie d'une sensation de prurit et d'ardeur à l'orifice vulvo-vaginal. L'appareil génito-urinaire devient le siège d'un sentiment de plénitude, de turgescence qui s'accroît pendant l'émission de l'urine et surtout pendant la défécation. Un écoulement abondant, clair et limpide d'abord, mais bientôt jaunâtre, épais et crémeux ne tarde pas à se produire. Muqueuse vaginale gonflée et injectée, d'un rouge ardent, présentant des excoriations. Au début, malaise général et fièvre. Courbature, dyspepsie. Dyspepsie stomacale, dysménorrhée, céphalalgie, pâleur, chloro-anémie.

TRAITEMENT

Traitement de la vaginite (Dr Chéron)

Glycérine neutre.............	120 grammes.
Acide borique...............	80 —

Trois à quatre cuillerées à bouche de ce mélange par litre d'eau pour faire les irrigations biquotidiennes, ou avec un tampon d'ouate laissé dans le vagin.

Autre (Dr Gouguenheim)

Il consiste dans l'application dans le vagin de petits sacs faits avec de la mousseline à cataplasmes et contenant la poudre suivante :

Alun..............................	9/10
Tannin pulvérisé......................	1/10

Ce tampon est laissé douze à dix-huit heures en place. Le pansement est renouvelé deux fois par semaine.

Injections contre la vaginite (Dr A. Bourgeois)

Permanganate de potasse......	15 centigr.
Eau distillée	500 grammes.

Faites dissoudre. Injecter 200 à 300 grammes de liquide et le maintenir quelque temps avec la muqueuse emflammée. Grands bains.

Injection contre la vaginite (Dr Langlebert)

Eau distillée	1000 grammes.
Teinture d'iode......... 20 à	40 —
Iodure de potassium	Q. S.

Pour empêcher la pénétration de l'iode.

Calmer préalablement l'acuité de l'inflammation à l'aide d'injections émollientes et de bains de siège.

S'il existe des ulcérations, on les touchera légèrement avec le nitrate d'argent. Enfin si l'écoulement vaginal exhale une odeur nauséabonde, on aura recours à l'injection suivante :

Eau distillée	800 grammes.
Liqueur de Labarraque	200 —

Mêlez.

Le professeur Fournier conseille de bourrer le vagin avec de la poudre de tan.

Pommade contre la vaginite (Dr Terrillon)

Vaseline	150 grammes.
Amidon	150 —
Tannin	50 —

Cette pommade est poussée dans le vagin à l'aide d'une seringue inventée par lui. L'introduction de cette pommade ne doit être renouvelée qu'après sept ou huit jours environ.

Injections dans la vaginite diphthéritique (Dr West)

Eau distillée	1000 grammes.
Acide phénique	1 gramme.
Alcool	10 grammes.

Mêlez.

VARIOLE

SYMPTOMES PRINCIPAUX

a. *Variole discrète.* — Frissons interrompus par des mouvements de chaleur assez vive. Transpiration. Nausées, vomissements. Constipation. Chez les enfants, convulsions. Douleur lombaire ou rachialgie. Quelquefois un peu de paraplégie. L'éruption apparaît d'abord au visage et au cou, puis sur la partie supérieure de la poitrine, gagne les bras et les mains, plus tard le tronc, et enfin les jambes.

Un peu de douleur de gorge.

L'éruption commence par de petits boutons rouges, légèrement acuminés, augmentant de saillie le lendemain, et se remplissant le troisième jour de l'éruption (le sixième de la maladie), d'un liquide opalin qui n'est pas encore du pus. Au huitième jour, l'éruption est constituée par autant de petits abcès, de pustules qui deviennent douloureuses, et la tuméfaction commence. Elle est surtout prononcée aux paupières.

Vers le quinzième, le dix-huitième, le vingtième jour, les croûtes tombent, il reste à leur place une saillie d'un rouge violacé, et quatre, cinq, six mois après, la coloration rouge disparaît, et fait place à une petite cicatrice blanchâtre.

b. *Variole confluente.* — En outre des symptômes observés dans la variole discrète, on observe de la diarrhée chez l'enfant, et de la salivation chez l'adulte.

Fièvre. Tuméfaction considérable du visage. Gonflement des pieds et des mains.

Éruption confluente apparaissant au treizième ou quatorzième jour, et exhalant une odeur infecte. Délire. Souvent à partir de la quatrième semaine de la maladie, il survient après la chute des croûtes, une véritable diathèse furonculaire.

TRAITEMENT

Préventif : vaccine.

Curatif :

Pommade contre les ulcérations varioleuses (Dr N. Gueneau de Mussy)

Acide tannique	2	grammes.
Oxyde de zinc	2	—
Calomel	25	centigr.
Extrait thébaïque	10	—
Cérat	30	grammes.

Faire une pommade qu'on applique sur les pustules varioleuses ulcérées. Dans l'intervalle des onctions, on lave les parties malades avec de l'eau additionnée de quelques gouttes de teinture de benjoin.

VERRUES

SYMPTOMES PRINCIPAUX

Les verrues ou poireaux sont de petites excroissances grisâtres qui se forment dans l'épaisseur de la peau, et se présentent sous l'apparence de petites tumeurs de nature fibreuse.

TRAITEMENT

Ligature. Cautérisation. Excision.

Emplâtre contre les verrues (Dr Vidal)

Après avoir étendu une couche de savon noir sur du papier brouillard ou sur un morceau de flanelle, on applique cette sorte d'emplâtre sur la partie malade, et on la fixe avec une bande pour la laisser en place pendant la nuit et même pendant le jour si cela est possible. Après une quinzaine de jours de ces applications répétées, la verrue est ramollie, dissoute, et il suffit d'un grattage pour la faire disparaître alors complètement.

Remède contre les verrues (Dr Hyde, de Philadelphie)

Extrait de chanvre indien......	6 décigr.
Acide salicylique..............	1gr,2
Collodion......................	32 grammes.

Badigeonner chaque jour les excroissances avec ce mélange.

Le Dr Lambert (de Haguenau) recommande

de prendre journellement une pincée de magnésie et de continuer ce traitement sans interruption pendant deux ou trois mois. On voit alors les verrues disparaître.

Le Dr Fonssagrives, qui a expérimenté ce moyen, l'a reconnu très efficace.

ZONA

SYMPTOMES PRINCIPAUX

Léger malaise. Mouvement fébrile. Éruption constituée par des plaques irrégulières d'une étendue variable, d'un rouge vif érythémateux, sur lesquelles sont groupées des bulles plus ou moins larges, plus ou moins nombreuses, formant parfois de véritables ampoules. Ces plaques, séparées les unes des autres par des intervalles de peau saine, dessinent dans leur ensemble une demi-ceinture qui reste presque toujours limitée à une moitié du corps, que l'éruption occupe le tronc ou la face. Au bout de cinq à six jours, les vésicules entrent dans la période de décroissement; le liquide qu'elles renfermaient est trouble, devient opaque, quelquefois noirâtre, comme sanguinolent. Les vésicules se rident, se flétrissent, s'affaissent et tombent au bout de quelques jours. Douleur névralgique, vive, pongitive, sensation pénible de cuisson, de chaleur ardente, suivant le trajet des nerfs.

TRAITEMENT

Poudre d'amidon. Bains d'amidon. Contre la douleur, injections sous-cutanées de morphine. Vésicatoires volants, douches de vapeur.

Le Dr Landowski recommande de ne pas percer les vésicules et de les recouvrir avec :

Collodion élastique...........	100	grammes.
Iodoforme......	2	—

ZONA OPHTHALMIQUE

SYMPTOMES PRINCIPAUX

Douleurs névralgiques occupant le pourtour de l'un des yeux et souvent la région correspondante du front et du nez, et se terminant par des vésicules herpétiques ayant tendance à sphacéler les tissus correspondant à chaque vésicule, et laissant le plus souvent, à la chute des eschares, de violentes douleurs névralgiques. L'herpès apparaît souvent sur la cornée.

Au début : émollients, cataplasmes, injections hypodermiques. A l'apparition des vésicules, les poudrer avec l'amidon ou les mettre à l'abri du contact de l'air par une couche du mélange suivant :

Essence de térébenthine rectifiée	15 grammes.
Éther	2 —

(Dr Péan).

Quand les eschares sont formées, en hâter la chute par des cataplasmes émollients.

Pour combattre les douleurs de retour succédant à la chute des eschares : courants continus.

FIN

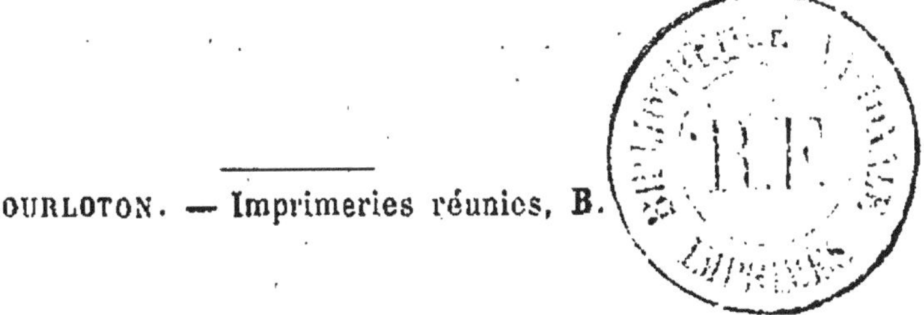

BOURLOTON. — Imprimeries réunies, B.

BIBLIOTHÈQUE
DE L'ÉLÈVE ET DU PRATICIEN

Collection publiée dans le format in-18 jésus

CARTONNAGE DIAMANT, TRANCHES ROUGES

OUVRAGES PARUS DANS CETTE COLLECTION :

HISTOIRE DE LA MÉDECINE **d'Hippocrate à Broussais et ses successeurs,** par le Dr J.-M. GUARDIA. 1 vol. de 600 pages. Prix : 7 fr.

MANUEL PRATIQUE DE MÉDECINE MENTALE par le Dr E. RÉGIS, ancien chef de clinique de la Faculté de médecine de Paris à Sainte-Anne, précédé d'une préface de M. B. BALL, professeur de clinique des maladies mentales à la Faculté de médecine de Paris. 1 volume de 600 pages avec planches. Prix : 7 fr. 50.

MANUEL PRATIQUE DE LARYNGOSCOPIE ET DE LARYNGOLOGIE par le Dr G. POYET, ancien interne des hôpitaux de Paris. 1 vol. de 400 p. avec figures dans le texte et 24 dessins chromolithographiques hors texte. Prix : 7 fr. 50.

MANUEL PRATIQUE DES MALADIES DE L'OREILLE par le Dr GUERDER. 1 vol. de 320 pages. Prix : 5 fr.

MANUEL D'OPHTALMOSCOPIE par le Dr A. LANDOLT, directeur du laboratoire d'ophtalmologie à la Sorbonne. 1 vol. avec fig. dans le texte. Prix : 3 fr. 50.

HYGIÈNE DE LA VUE par le Dr G. SOUS (de Bordeaux), 1 vol. de 350 pages avec 67 figures. Prix : 6 fr.

MANUEL D'ACCOUCHEMENT ET DE PATHOLOGIE PUERPÉRALE par M. A. CORRE. 1 volume de 600 pages avec 80 figures et 4 planches en chromolithographie hors texte. Prix : 6 fr.

TRAITÉ PRATIQUE DES MALADIES DES ORGANES SEXUELS par le Dr LANGLEBERT. 1 volume de 550 pages avec figures. Prix : 7 fr.

MANUEL CLINIQUE DE L'ANALYSE DES URINES par P. YVON, pharmacien de 1re classe, ancien interne des hôpitaux de Paris, 2e édit., revue et augmentée. 1 vol. de 320 p., avec 37 fig. dans le texte et 4 planches hors texte. Prix : 6 fr.

MANUEL PRATIQUE DES MALADIES DE LA PEAU par le Dr BERLIOZ, professeur à l'École de médecine de Grenoble. 1 volume de 500 pages. Prix : 6 fr.

TRAITÉ PRATIQUE DE MASSAGE **et de gymnastique médicale,** par le Dr J. SCHREIBER, ancien professeur libre à l'Université de Vienne, membre des Sociétés d'hygiène et d'hydrologie de Paris. 1 volume de 350 pages avec 117 figures dans le texte. Prix : 7 fr.

MANUEL PRATIQUE DE MÉDECINE THERMALE par le Dr H. CANDELLÉ, ancien interne des hôpitaux de Paris, membre de la Société d'hydrologie médicale. 1 vol. de 450 pages. Prix : 6 fr.

GUIDE THÉRAPEUTIQUE AUX EAUX MINÉRALES et aux bains de mer, par le docteur CAMPARDON, avec une préface de M. Dujardin-Beaumetz. 1 vol. de 300 p Prix : 5 fr.

MANUEL PRATIQUE DES MALADIES DE L'ENFANCE suivi d'un formulaire complet de thérapeutique infantile, par le Dr E. ELLIS, médecin en chef de l'hôpital Victoria, traduit sur la 4e édition anglaise et annoté par le Dr L. WAQUET et précédé d'une préface de M. CADET DE GASSICOURT, médecin de l'hôpital Sainte-Eugénie, 1 vol. de 590 pages. Prix : 6 fr.

DES VERS CHEZ LES ENFANTS ET DES MALADIES VERMINEUSES par le Dr Elie GOUBERT. Ouvrage couronné (médaille d'or) par la Société protectrice de l'enfance. 1 volume de 180 pages avec 60 figures dans le texte. Prix : 4 fr.

NOUVEAUX ÉLÉMENTS D'HISTOLOGIE par R. KLEIN, professeur adjoint d'anatomie et de physiologie à l'Ecole médicale de Saint-Bartholomew's Hospital, de Londres, traduit de l'anglais et augmenté de nombreuses notes, par le Dr G. VARIOT, chef de clinique des Enfants assistés et préparateur des travaux d'histologie de la Faculté de médecine de Paris, et précédé d'une préface du professeur CH. ROBIN. 1 volume de 540 pages avec 183 figures dans le texte. Prix : 8 fr.

MANUEL DE DISSECTION DES RÉGIONS ET DES NERFS par le docteur Charles AUFFRET, professeur d'anatomie et de physiologie à l'Ecole de médecine navale de Brest. 1 volume de 471 pages, avec 60 figures originales dans le texte exécutées pour la plupart d'après les préparations de l'auteur. Prix : 7 fr.

MANUEL PRATIQUE DE MÉDECINE MILITAIRE par le Dr AUDET, médecin-major à l'Ecole spéciale militaire de Saint-Cyr. 1 vol. de 300 p. avec planches hors texte. Prix : 5 fr.

GUIDE DU MÉDECIN ET DU PHARMACIEN DE RÉSERVE de l'armée territoriale **et du médecin auxiliaire**, par A. PETIT, médecin aide-major de 1re classe, attaché à la direction du service de santé du 16e corps d'armée. 1 volume de 250 pages, avec figures et planche de couleur. Prix : 5 fr.

MANUEL

DE THÉRAPEUTIQUE ET DE MATIÈRE MÉDICALE

Par A.-B. PAULIER

Ancien interne des hôpitaux de Paris.

2e édition, revue, très corrigée et augmentée.
Un beau vol. in-18 de 1200 pages, avec 150 fig. dans le texte (1882). 12 fr.

MANUEL D'HISTOIRE NATURELLE MÉDICALE

(BOTANIQUE, ZOOLOGIE)

Par J.-L. DE LANESSAN

Professeur d'histoire naturelle à la Faculté de médecine de Paris.

2e édition, corrigée et augmentée.
2 forts vol. in-18 formant 2200 p., avec 2050 fig. dans le texte..... 20 fr.

LE DROGUIER

DE LA FACULTÉ DE MÉDECINE DE PARIS

Par R. BLONDEL

Préparateur à la Faculté de médecine de Paris.

1 vol. in-18, cartonné diamant, de 300 pages avec 150 figures...... 5 fr.

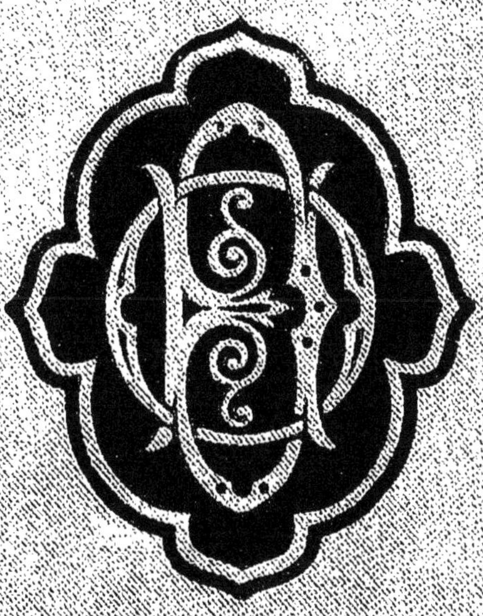

www.ingramcontent.com/pod-product-compliance
Ingram Content Group UK Ltd.
Pitfield, Milton Keynes, MK11 3LW, UK
UKHW020155250726
13967UKWH00003B/1069

9 782012 995857